Angelika Gräfin Wolffskeel von Reichenberg

Schüßler-Salze für Kinderwunsch, Schwangerschaft und Geburt

Haben Sie Fragen an die Autorin?
Anregungen zum Buch?
Erfahrungen, die Sie mit anderen teilen möchten?

Nutzen Sie unser Internetforum:
www.mankau-verlag.de/forum

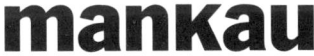

Bibliografische Information der Deutschen Nationalbibliothek
Die Deutsche Nationalbibliothek verzeichnet diese Publikation in der Deutschen
Nationalbibliografie; detaillierte bibliografische Daten sind im Internet über
http://dnb.d-nb.de abrufbar.

Angelika Gräfin Wolffskeel von Reichenberg
Schüßler-Salze für Kinderwunsch, Schwangerschaft und Geburt
Sanfte Unterstützung für Fruchtbarkeit und Empfängnis – Stärkung und Heilung in der
Schwangerschaft – Behutsame Hilfe rund um die Geburt – Nützliche Begleitung
in der Stillzeit
1. Auflage 2011
ISBN 978-3-86374-011-5

Mankau Verlag GmbH
Postfach 13 22, 82413 Murnau a. Staffelsee
Im Netz: www.mankau-verlag.de
Internetforum: www.mankau-verlag.de/forum
Internetladen: www.mankau-versand.de

Lektorat: Barbara Bucerius, Mankau Verlag GmbH; Dorit Zimmermann, Neuried
Endkorrektorat: Dr. Thomas Wolf, MetaLexis
Gestaltung: Sebastian Herzig, Mankau Verlag GmbH

Fotos Titelseite (v.o.l.): Lev Dolgatsjov – Fotolia.com, WavebreakMediaMicro –
Fotolia.com, drubig-photo – Fotolia.com, Joelle M – Fotolia.com,
Deutsche Homöopathie-Union (DHU) – Karlsruhe
Foto Seite 28: Valua Vitaly – Fotolia.com

Druck: Bercker Graphischer Betrieb GmbH & Co. KG, Kevelaer

Der Inhalt wurde auf chlorfrei gebleichtem Recyclingpapier gedruckt.

Inhalt

Vorwort

Seit 1997 kommen Frauen alleine oder mit Partner zu mir in die Praxis, um ihren ersehnten Kinderwunsch wahr werden zu lassen.

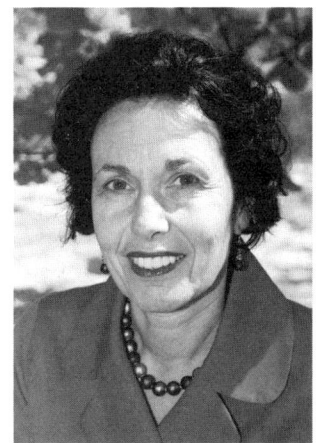

In all diesen Jahren sind unzählige neue Erdenbürger geboren worden und dankbare Patienten sind mir geblieben. Die Kinder sehe ich – von mir naturheilkundlich betreut – über die Jahre aufwachsen, oft mit einem weiteren Geschwisterkind. Das empfinde ich als ein ganz besonderes Geschenk.

Während dieses Buch entstand, wurden mir zeitgleich zwei Schwangerschaften bekanntgegeben, und beide sind „Zwillingsschwangerschaften". Das hat es noch nie gegeben.

Überglückliche werdende Eltern sind die größte Anerkennung für meine Arbeit und für die wundervolle Kraft der Schüßler-Salze.

Möge Ihnen mein neuer Ratgeber, der aus meinem Herzen für Sie geschrieben wurde, auf dem Weg von Ihrem Kinderwunsch durch die Schwangerschaft bis zu Geburt und Stillzeit ein wertvoller Begleiter werden mit den natürlichen Mineralsalzen nach Dr. Wilhelm Heinrich Schüßler.

Gerchsheim, im August 2011

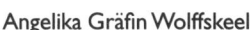

Angelika Gräfin Wolffskeel

I. Einführung

Die Salze im Überblick

Die 12 Hauptsalze

Dr. med. Wilhelm Heinrich Schüßler hat sich in erster Linie mit den 12 biochemischen Hauptmitteln befasst, den so genannten Schüßler-Salzen. Aus diesen Salzen leiten sich auch die Schüßler-Salben ab (siehe Seite 15 ff.).

Dr. Schüßler entwickelte vier Lehrsätze, die die Theorie der Schüßler-Salze auf den Punkt bringen:

1. Lehrsatz: „Alle Krankheiten entstehen durch einen Mangel an bestimmten lebensnotwendigen Mineralstoffen in der Zelle."
2. Lehrsatz: „Durch Zuführung der fehlenden Mineralsalze tritt die Heilung ein."
3. Lehrsatz: „Die Zuführung der Mineralstoffe darf nur in allergeringsten Mengen erfolgen."
4. Lehrsatz: „Die Zuführung der fehlenden Stoffe muss in solch einer Verdünnung erfolgen, dass der Übertritt des funktionssteigernden Salzes unmittelbar durch die Schleimhäute in Mundhöhle, Schlund und Speiseröhre direkt ins Blut erfolgen kann."

Nr. 1
Calcium fluoratum
(Regelpotenz: D12)

▶ Das Salz für Bindegewebe, Gelenke und Haut
▶ Mangelzeichen: u.a. rissige Hände, raue oder spröde Nägel, Bänder- und Sehnenschwäche, Haarausfall

Das Salz Nr. 1 fördert u.a. den Aufbau von Stütz- und Bindegewebe sowie der Knochen und Zähne beim Kind. Außerdem schützt es die Mutter vor zu viel Substanzverlust.

Nr. 2
Calcium phosphoricum
(Regelpotenz: D6)

▶ Das Salz für Knochen und Zähne
▶ Mangelzeichen: u.a. Störungen der Zahn- und Knochenbildung, schlecht heilende Knochenbrüche, gestörte Muskelfunktion

Das Salz Nr. 2 ist ein wichtiger Bestandteil der Knochensubstanz und unterstützt damit die Nr. 1. Es fördert u.a. die Blutbildung, daher ist es besonders wichtig bei Eisenmangelanämie in der Schwangerschaft. Außerdem hilft es bei Drüsenstörungen sowie bei Schwäche und Unterentwicklung der Unterleibsorgane. Daneben gilt die Nr. 2 als das „große Frauenmittel".

Nr. 3
Ferrum phosphoricum
(Regelpotenz: D 12)

▶ Das Salz für das Immunsystem
▶ Mangelzeichen: u.a. fieberhafte Infekte, Entzündungen, rheumatische Beschwerden, Konzentrationsstörungen

Das Salz Nr. 3 unterstützt insbesondere den Kreislauf während der Schwangerschaft und versorgt das Blut mit Sauerstoff (damit hilft es u.a. gegen Schwangerschaftsmüdigkeit). Es sorgt für die Blutreinigung und wirkt gegen Blutverteilungsstörungen in Uterus oder Prostata.

Nr. 4
Kalium chloratum
(Regelpotenz: D6)

▶ Das Salz für die Schleimhäute
▶ Mangelzeichen: u.a. Schleimhauterkrankungen, Neigung zu Übergewicht, Asthma, chronische Gelenkleiden, Sehnenerkrankungen

Das Salz Nr. 4 gilt vor allem als wichtiges Drüsenmittel. Es sorgt für die Ausleitung von Stoffwechselgiften und entlastet so das Bindegewebe. Nach der Entbindung fördert es die Wundheilung, in der Stillzeit den Milchfluss. Außerdem wird es zur Harmonisierung des Wochenflusses eingesetzt.

Nr. 5
Kalium phosphoricum
(Regelpotenz: D6)

▶ Das Salz für Nerven und Psyche
▶ Mangelzeichen: u.a. Erschöpfungszustände, nervöses Hautjucken, Depressionen, Muskelschwäche, Muskelschwund

Das Salz Nr. 5 unterstützt u.a. die Belastbarkeit des Körpers, es gilt als wichtiger Energielieferant in Schwangerschaft und Stillzeit. Zudem wirkt es nervenstärkend und hilft bei nerval-hormoneller Schwäche.

Nr. 6
Kalium sulfuricum
(Regelpotenz: D6)

▶ Das Salz zur Entgiftung
▶ Mangelzeichen: u.a. trockene Haut, Neurodermitis, Schuppenflechte, entzündliche Gelenkerkrankungen, chronischer Schnupfen

Das Salz Nr. 6 dient der Aktivierung des Stoffwechsels, außerdem bringt es Sauerstoff ins venöse Blut und unterstützt die stoffwechselaktiven Organe Leber, Galle und Bauchspeicheldrüse, die durch den kindlichen und mütterlichen Kreislauf und Stoffwechsel stark gefordert werden. Daneben wird die Nr. 6 bei verklebten Eileitern eingesetzt.

Nr. 7
Magnesium phosphoricum
(Regelpotenz: D6)

▶ Das Salz gegen Krämpfe und Schmerzen
▶ Mangelzeichen: u.a. Migräne, Zahnschmerzen, Wadenkrämpfe, Nervenentzündungen, Unruhe, Hyperaktivität, (Ein-)Schlafstörungen

Das Salz Nr. 7 ist das große Schmerzmittel der Biochemie. Als Mittel gegen Krämpfe ist es unersetzbar. Es entspannt und beruhigt, außerdem fördert es die Beweglichkeit des Darms und harmonisiert den Tag-Nacht-Rhythmus sowie den Hypophyse-Hypothalamus-Regelkreis.

Die Hypophyse bildet Wachstumshormone und hat einen Einfluss auf die Geschlechtshormone. Der Hypothalamus steht mit der Hypophyse (Hirnanhangsdrüse) in engem Kontakt. Durch den Hypothalamus werden zahlreiche und wichtige Körperfunktionen kontrolliert z.B. Wach- und Schlafzyklus, Hormonspiegel, Wasserhaushalt, Körpertemperatur, Kreislauf. Zur Entbindungszeit unterstützt es die Wehenbildung. Daneben gilt die Nr. 7 als das „Mittel aller Süchte" und hilft so u.a. bei Heißhunger auf Süßes.

Nr. 8
Natrium chloratum
(Regelpotenz: D6)

- Das Salz für den Flüssigkeitshaushalt
- Mangelzeichen: u.a. trockener Husten, chronische Schlaflosigkeit, Augenringe, Bluthochdruck, Bandscheiben- und Knorpelschäden

Das Salz Nr. 8 gilt als das „Wassermittel" der Biochemie. Es fördert den Nährstrom und reguliert den Wasserhaushalt. So spielt es u.a. eine Rolle bei der Blutbildung, hilft bei trockenen Schamlippen und trockener Scheide, bei Ödemen oder niedrigem Blutdruck in der Schwangerschaft und unterstützt den Milchfluss beim Stillen.

Nr. 9
Natrium phosphoricum
(Regelpotenz: D6)

- Das Salz für den Stoffwechsel
- Mangelzeichen: u.a. Sodbrennen, Erbrechen, Blähungen, Muskelkater, Rheumatismus, Akne, fettige Haare, Arteriosklerose

Das Salz Nr. 9 aktiviert den Stoffwechsel, unterstützt alle physiologischen Verbrennungsprozesse, trägt zum Gleichgewicht der Körperflüssigkeiten bei und hat einen engen Bezug zum Säure-Basen-Haushalt. So dient es u.a. der Neutralisation von Säuren und wird bei Sodbrennen und Blähungen in der Schwangerschaft sowie gegen Impotenz und Unfruchtbarkeit eingesetzt.

Nr. 10
Natrium sulfuricum
(Regelpotenz: D6)

- Das Salz für die Ausscheidung
- Mangelzeichen: u.a. funktionelle Leber- und Gallestörungen, Verstopfung, feuchte Bronchitis, Juckreiz, Schwellungen im Gelenkbereich

Das Salz Nr. 10 ist das wichtigste Mittel zur Entschlackung und Entgiftung. Es bringt Überschüssiges zur Ausscheidung und unterstützt Leber und Bauchspeicheldrüse. In der Schwangerschaft hilft es u.a. bei Ödemen, in der Stillzeit wird es bei Milchüberschuss und zum Abstillen eingesetzt.

Nr. 11
Silicea
(Regelpotenz: D12)

- Das Salz für Haare, Haut und Bindegewebe
- Mangelzeichen: u.a. Probleme mit der Muskulatur, Hautjucken, Wachstumsstörungen, brüchige Haare und Nägel, vorzeitiges Altern

Das Salz Nr. 11 reinigt und strafft das Haut- und Bindegewebe, u.a. schützt es vor bzw. hilft bei Schwangerschaftsstreifen. Außerdem stärkt es die Nerven von Mutter und Kind.

Nr. 12
Calcium sulfuricum
(Regelpotenz: D6)

▶ Das Salz für die Gelenke
▶ Mangelzeichen: u.a. eitrige Mandelentzündungen, chronisch-rheumatische Er-

krankungen, Wachstumsstörungen der Knochen

Das Salz Nr. 12 ist eines der wichtigsten Reinigungs- und Regenerationsmittel, es wirkt schleimlösend und ausscheidungsfördernd. So wird es u.a. bei Eiterungen und Entzündungen wie z.B. bei Blasenentzündungen eingesetzt. Daneben kann es bei Fertilitäts-(Fruchtbarkeits-)störungen helfen.

Die 12 Ergänzungssalze

Nach dem Tod von Dr. med. Wilhelm Schüßler wurde dessen Mineralstofflehre weiterentwickelt. So wurden weitere Mineralien und Spurenelemente gefunden, die zum dauernden Bestand des Körpers gehören und deshalb im Laufe der Entwicklung als Ergänzungssalze in die biochemische Therapie eingeführt wurden. Sie bieten eine wertvolle Hilfe und werden ergänzend zu den klassischen biochemischen Mineralsalzen eingesetzt.

Aus meiner Erfahrung erweist sich die Anwendung der 12 Schüßler'schen Mineralsalze als ausreichend. Die Ergänzungssalze stellen jedoch eine wertvolle Unterstützung dar, wenn unter der bisherigen Behandlung mit den Mineralsalzen Nr. 1 bis 12 keine entscheidende Besserung im Befinden eingetreten sein sollte.

Nr. 13
Kalium arsenicosum
(Regelpotenz: D6)

▶ Das Salz für die Haut, bei Schwäche und Abmagerung
▶ Mangelzeichen: u.a. Erschöpfung, Schwächung des Nervensystems, Schleim-

hautentzündungen, chronische Hauterkrankungen

Das Salz Nr. 13 hilft u.a. gegen Juckreiz in der Schwangerschaft und bei Säuglings- und Windeldermatitis.

Nr. 14
Kalium bromatum
(Regelpotenz: D6)

▶ Das Salz für Haut und Nervensystem, Beruhigungsmittel
▶ Mangelzeichen: Schlaf mit Angst, Schleimhautkatarrhe, fehlender Tag-Nacht-Rhythmus bei Kindern

Das Salz Nr. 14 rhythmisiert und entspannt; es wirkt damit auf den gesamten Hormonhaushalt und wird u.a. bei ausgeprägter Erschöpfung der Mutter durch den unregelmäßigen Schlaf der ersten Monate mit dem Baby eingesetzt, nicht jedoch bei den Neugeborenen – diese müssen den Schlaf-Wach-Rhythmus zunächst selbst finden.

Nr. 15
Kalium jodatum
(Regelpotenz: D6)

▶ Das Salz für die Schilddrüse
▶ Mangelzeichen: u.a. Störungen der Schilddrüse, Ruhelosigkeit, Traurigkeit und Weinerlichkeit, Stirnhöhlenkatarrh, Ohrgeräusche (nicht hörsturzbedingt!)
Das Salz Nr. 15 unterstützt die Verdauung und hilft bei Kreuz- und Rückenschmerzen in Schwangerschaft und Stillzeit.

Nr. 16
Lithium chloratum
(Regelpotenz: D6)

▶ Das Salz bei gichtisch-rheumatischen Erkrankungen und nervlichen Belastungen
▶ Mangelzeichen: u.a. depressive Verstimmungen, Übersäuerung, kolikartige Magen-Darm-Beschwerden, Entzündungen der Harnorgane
Das Salz Nr. 16 hilft, wenn die Kräfte schwinden, u.a. bei starker Erschöpfung und großer nervlicher Belastung in Schwangerschaft und Stillzeit.

Nr. 17
Manganum sulfuricum
(Regelpotenz: D6)

▶ Das Salz zur Förderung der Eisenaufnahme im Körper
▶ Mangelzeichen: u.a. allgemeine Nervenschwäche, Ermüdung, Neuralgien, Lernstörungen, Abwehrschwäche, Anämie
Das Salz Nr. 17 wird u.a. bei Eisenmangelanämie in der Schwangerschaft eingesetzt und unterstützt die Bildung des roten Blutfarbstoffs Hämoglobin. Beim Säugling fördert es in den ersten Lebenswochen die Knochenbildung.

Nr. 18
Calcium sulfuratum Hahnemanni
(Regelpotenz: D6)

▶ Das Salz bei Erschöpfungszuständen mit Gewichtsverlust
▶ Mangelzeichen: u.a. Kreislaufstörungen verbunden mit Anämie, schlechte Blutzirkulation, Hautstörungen, Bindegewebsschwäche, Parästhesien
Das Salz Nr. 18 hilft bei Erschöpfung der Mutter, vor allem nach der Entbindung und gegen Milchschorf beim Säugling.

Nr. 19
Cuprum arsenicosum
(Regelpotenz: D12)

▶ Das Salz bei kolikartigen Schmerzen und Nierenleiden, Nervenumstimmungsmittel
▶ Mangelzeichen: u.a. Kopfschmerzen, Durchblutungsstörungen, Leberentzündung, Krämpfe, Nierenbeschwerden, Gefäßspasmen
Das Salz Nr. 19 wirkt u.a. gegen Krämpfe, Koliken und Hexenschuss und wird insbesondere bei Eisenmangelanämie und Schwangerschaftserbrechen eingesetzt.

Nr. 20
Kalium Aluminium sulfuricum
(Regelpotenz: D6)

▶ Das Salz bei Blähungskoliken und belastetem Nervensystem
▶ Mangelzustände: u.a. Störungen im

zentralen, peripheren und vegetativen Nervensystem, Sensibilitätsstörungen, Fußschweiß

Das Salz Nr. 20 dient u.a. der Rekonvaleszenz und der Blutgerinnung, es wird zur Abheilung der Geburtswunde und bei Blasenschwäche nach der Entbindung angewendet.

Nr. 21
Zincum chloratum
(Regelpotenz: D6)

▶ Das Salz für den belasteten Stoffwechsel und zur Stärkung des Immunsystems

▶ Mangelzustände: u.a. Neuralgien, Krämpfe, Schwindel, reizbare Zustände des Nervensystems, Abwehrschwäche, PMS-Beschwerden, Zinkmangel

Das Salz Nr. 21 stärkt das Immunsystem und die Haut, es kräftigt die Ovarien und die Spermien und hilft u.a. bei Eisenmangelanämie, Haarausfall, Juckreiz und unruhigen Beinen.

Nr. 22
Calcium carbonicum
Hahnemanni
(Regelpotenz: D6)

▶ Das Salz bei Erschöpfungszuständen, frühzeitigem Altern, bewährtes Kindermittel

▶ Mangelzustände: u.a. Lernschwierigkeiten, Labilität, verspäteter Zahndurchbruch, Unterfunktion von Schild- und Keimdrüsen, verzögerte Entwicklung

Das Salz Nr. 22 wird vor allem bei verzögerter Rekonvaleszenz eingesetzt. Es fördert das Knochen- und Zahnwachstum, außerdem ist es ein wertvolles Mit-

tel für lymphatische Kinder (diese weisen eine geringe Widerstandsfähigkeit gegen Erkältungs- und Entzündungserreger auf).

Nr. 23
Natrium bicarbonicum
(Regelpotenz: D6)

▶ Das Salz bei Säureüberladung und zur Schlackenausscheidung

▶ Mangelzustände: u.a. Diabetes, träger Stoffwechsel, krankhaft gereizter, übererregter Magen, Rheuma, Harnsäureüberladung v.a. im Blut, Fettsucht

Das Salz Nr. 23 stärkt u.a. die Bauchspeicheldrüse und fördert die Bildung von Verdauungssäften. Es wird bei Schwangerschaftserbrechen eingesetzt.

Nr. 24
Arsenum jodatum
(Regelpotenz: D6)

▶ Das Salz für die Haut, bei nässenden Ekzemen und jugendlicher Akne

▶ Mangelzustände: u.a. Stimmungsschwankungen, Mittelohrentzündung, Lärmempfindlichkeit, Abmagerung, nässende Ekzeme, chronischer Darmkatarrh

Das Salz Nr. 24 hilft u.a. bei niedrigem Blutdruck in der Schwangerschaft und ist außerdem für Mutter und Kind bei Heuschnupfen und Neurodermitis geeignet.

Schüßler-Salben

Biochemische Funktionstabletten und Salben können gleichzeitig eingesetzt werden, in vielen Fällen ist eine zusätzliche Anwendung der Schüßler-Salben sogar empfehlenswert.

▶ In akuten Fällen: stündlich einreiben! Sind mehrere Salben im Wechsel angezeigt, wird stündlich gewechselt (außer bei den Salben Nr. 6, 10 und 12 – diese sollten nicht innerhalb eines Tages kombiniert werden, evtl. täglich wechseln).

▶ In chronischen Fällen: dreimal täglich einreiben! Sind mehrere Salben im Wechsel angezeigt, täglich wechseln.

Mittlerweile sind auch Schüßler-Lotionen erhältlich, die sich zur großflächigen Anwendung eignen. In der Schwangerschaft empfehlen sie sich insbesondere für die Hautpflege und zur gezielten Gewebepflege von Bauch und Brust.

Salbe Nr. 1
Calcium fluoratum D4

Diese Salbe gilt als Hart- und Weichmacher gleichzeitig. Sie eignet sich bei rissiger Haut, insbesondere bei rauen Lippen, glättet und erweicht Narbengewebe. Wir verwenden die Salbe zum Festigen, aber auch um Geschmeidigkeit zu erreichen, beispielsweise bei alten Narben (z.B. Kaiserschnittnarben), zur Stärkung von Bauch- und Brustgewebe, zur Dammmassage, bei Krampfadern und bei Brustspannen.

Salbe Nr. 2
Calcium phosphoricum D4

Kalziumphosphat ist im Körper für den Knochenaufbau und für die Bänder zuständig. Die Salbe ist ein ausgezeichnetes Kräftigungsmittel zur Unterstützung des Knochenwachstums, aber auch zur Nachbehandlung von Knochenbrüchen oder nach Unfällen mit Knochen- und Muskelschäden. Nach Verletzungen darf die Salbe nur im Bereich des gesunden Gewebes (oberhalb oder unterhalb der verletzten Stelle) angewandt werden; außerdem eignet sie sich zur Bauchdeckenpflege sowie bei rissigem und aufbaubedürftigem Gewebe.

Salbe Nr. 3
Ferrum phosphoricum D4

Die Creme Nr. 3 ist die Erste-Hilfe-Salbe nach Unfällen und Verletzungen. Sie kommt auch bei akuten Entzündungen mit Rötung und Schwellung zum Einsatz. Insbesondere im ersten Stadium der Entzündung ist sie das Mittel der Wahl; außerdem u.a. zur Bauchdeckenpflege, bei Brustentzündung, zur Einreibung bei kalten Füßen und bei wundem Popo der Säuglinge (Windeldermatitis).

Salbe Nr. 4
Kalium chloratum D4

Diese Salbe ist das Heilmittel der Schleimhäute, insbesondere im zweiten Entzündungsstadium der Schleimbildung, verbunden mit Schwellung: u.a. bei „mehlartigem"

Ausfluss, geschwollenen Beinen, Neigung zu Ödemen und Stockschnupfen beim Säugling.

Salbe Nr. 5
Kalium phosphoricum D4

Die Salbe Nr. 5 gilt als Antibiotikum der Biochemie und als Gewebezerfalls-Verhüter. Sie kann auch als Nerven- und Herzsalbe eingesetzt werden. Die Salbe eignet sich in der Schwangerschaft hervorragend zur Einreibung bei Ängstlichkeit, um die Nerven zu stärken.

Salbe Nr. 6
Kalium sulfuricum D4

Als Basismittel für alle Hauterkrankungen ist die Salbe Nr. 6 an Entgiftungs- und Ausscheidungsprozessen maßgeblich beteiligt. Sie fördert die Heilung von Hautgewebe im dritten Entzündungsstadium (gelbschleimige Absonderungen – gelb klebende Schuppen, chronische Beschwerden). Außerdem wird sie u.a. eingesetzt bei verklebten Eileitern, Schwangerschaftsflecken, abendlichem Hautjucken und Milchschorf beim Säugling.

Salbe Nr. 7
Magnesium phosphoricum D4

Die Salbe Nr. 7 wirkt wunderbar bei Juckreiz, Krämpfen, Koliken und Schmerzen; außerdem um zu entspannen und innerer Unruhe entgegenzuwirken. Sie kann u.a. verwendet werden bei Bauchdecken- und Mutterbandschmerzen, Ischialgie (Schmerzen entlang des Ischiasnervs), Hexenschuss sowie bei Blähungskoliken oder Unruhe der Säuglinge.

Salbe Nr. 8
Natrium chloratum D4

Diese Salbe dient der Regulierung des Feuchtigkeitshaushalts der Haut. Da Natrium chlor. für den Nährstrom verantwortlich ist, findet es Anwendung bei zu trockener Haut in der Schwangerschaft, aber auch bei zu viel Absonderungen wie z.B. Schwitzen, bei Schwellungen oder Fließschnupfen, tränenden Augen und brennendem Sekret aus der Nase. Außerdem hilft die Salbe Nr. 8 u.a. bei Ödemen, Kopfschuppen und kindlichem Milchschorf.

Salbe Nr. 9
Natrium phosphoricum D4

Die Salbe Nr. 9 gilt als Drüsensalbe bei Lymphdrüsenschwellungen mit weichen Knoten. Zur Regulierung im Fettstoffwechsel einsetzbar bei fettiger, großporiger Haut, gegen Mitesser und Pickel. In der Schwangerschaft helfen Einreibungen u.a. bei Luftaufstoßen und Sodbrennen. Beim Säugling wird die Salbe bei saurem Erbrechen verwendet,

Salbe Nr. 10
Natrium sulfuricum D4

Diese Salbe bewährt sich bei nässenden Ekzemen, Flechten und Hautpilzerkrankungen. Sie unterstützt den „Klärstrom" und wirkt damit auf die Ausscheidung von Körperflüssigkeiten ein. Eine Lebereinreibung unterstützt die Entgiftungsbereitschaft der Leber und reinigt damit das Gewebe (siehe Leberwickel, Seite 27). Auch die Salbe Nr. 10 wird eingesetzt bei Ödemen und Milchschorf, außerdem bei Bauchkoliken der Säuglinge mit grünlichem Durchfall.

Salbe Nr. 11
Silicea D4

Zur Ausreifung entzündlicher Eiterungen, wenn der Eiter noch keinen Abfluss hat, kann die Salbe Nr. 11 zum Einsatz kommen (Arzt oder Heilpraktiker zur Begleitung aufsuchen). Auch zur Haut- und Nagelpflege, bei Fußschweiß und Zwischenzehenpilz und zur Nervenberuhigung ist diese Salbe bestens geeignet. In der Schwangerschaft dient sie insbesondere zur Beruhigung der Nerven sowie

zur Stärkung von Bauch- und Brustgewebe. Sie hilft auch bei Brustspannen und bei Krampfadern.

Salbe Nr. 12
Calcium sulfuricum D4

Diese Salbe findet immer dann Anwendung, wenn der Eiter einen Abfluss hat (eine Öffnung ist vorhanden). In diesem Fall wird sie um den Entzündungsherd herum auftragen. Bei eitrigen Entzündungen zur Unterstützung (Arzt oder Heilpraktiker zur Begleitung aufsuchen) anwenden. In der Schwangerschaft hilft die Salbe Nr. 12 insbesondere bei Gelenkbeschwerden.

Allgemeine Einnahmeregeln und Anleitungen

Zur Einnahme der Schüßler-Salze wird im Allgemeinen Folgendes empfohlen:

Lassen Sie die Tabletten langsam im Mund zergehen (am besten einzeln oder zwei Tabletten auf einmal), da die heilwirksamen Salze dann bereits über die Mundschleimhäute aufgenommen werden können. Dies bewirkt eine bessere und vor allem schnellere Aufnahme in den Organismus. Eine mögliche Beeinflussung durch die Verdauungssäfte kann so ebenfalls vermieden werden (würde man sie schlucken, blieben sie wirkungslos, weil die Magensäure die biochemischen Funktionsmittel zerstört).

Hervorragend bewährt hat sich auch die „Heiße X" (X steht für die Nummer des jeweiligen Salzes): Die biochemischen Funktionsmittel werden in etwas abgekochtem, heißem Wasser aufgelöst, auf Mundtemperatur abgekühlt und dann schluckweise kauend getrunken – aus meiner Sicht die beste Darreichungsform. Dies empfiehlt sich vor allem bei größeren Einnahmemengen. So können z.B. als Akutmittel bei Schmerzen oder zur Entspannung fünf bis zehn Tabletten des Schüßler-Salzes Magnesium phos. (Nr. 7) D6 zu einer „Heißen Sieben" aufgelöst werden.

Die biochemischen Funktionsmittel sollten ca. eine halbe Stunde vor oder nach den Mahlzeiten gelutscht oder getrunken werden. Die gleichzeitige Einnahme mit Essen oder Trinken ist nicht empfehlenswert, weil sich der Organismus auf diese Weise mit mehreren Aufgaben gleichzeitig beschäftigen müsste.

Im Rahmen einer Behandlung können im Laufe des Tages maximal drei bis vier verschiedene Schüßler-Salze zur Anwendung gelangen. In der Regel werden zwei- bis dreimal täglich ein bis zwei Tabletten verabreicht, im Akutfall auch häufiger und mehr. Für die heißen Trinkversionen werden meist fünf bis zehn Tabletten aufgelöst. Langsam wirkende Salze wie Calcium fluor. (Nr. 1) und Silicea (Nr. 11) können Monate bis Jahre eingenommen werden. Wenig sinnvoll erscheinen größere Einnahmemengen. Die tatsächlich zugeführte Menge an Mineralstoffen ist allerdings auch bei höheren Dosen noch verschwindend gering.

Eine Überdosierung ist im üblichen Dosisbereich auch bei einer längeren Einnahme von verschiedenen biochemischen Funktionsmitteln nicht möglich. Bei der Einnahme vieler Tabletten (50 bis 100 pro Tag) oder bei sehr empfindlichen Personen kann der Milchzucker eine leicht abführende Wirkung haben.

Säuglinge
(Siehe auch Seite 135)

Bereits Säuglingen können die Tabletten in gelöster Form am besten über die Brei-Methode (eine Tablette in etwas Wasser als Brei auflösen und in die Wangeninnentasche streichen bzw. vor dem Stillen auf die Brustwarze auftragen), mit dem Fläschchen oder der Brei-Mahlzeit gegeben werden.

Diabetiker

Diabetiker sollten die Tabletten wegen des Gehalts an Milchzucker auf ihre Broteinheiten anrechnen. 50 Tabletten entsprechen dabei ungefähr einer Broteinheit. Es gibt die Möglichkeit, die Tabletten in Wasser zu lösen, den Milchzucker absetzen zu lassen, den Überstand zu kauen und anschließend das Wasser auszuspucken. Der Milchzucker ist sehr träge und wird deshalb in der kurzen Zeit kaum bis gar nicht aufgenommen.

Gleichzeitige Einnahme mehrerer Schüßler-Salze

Sie werden bemerken, dass bei manchen Befindlichkeitsstörungen oder Krankheitszuständen oftmals verschiedene Funktionsmittel in Frage kommen. Der Grund: Die Biochemie nach Dr. Schüßler behebt in erster Linie nicht Symptome, sondern Krankheitsursachen. Aus diesem Grund ist es unbedingt wichtig,

a) alle Krankheitsursachen genau zu erforschen und

b) die Wirkungsgebiete der biochemischen Funktionsmittel richtig und gründlich zu studieren.

Wichtig: Bei unklaren und schwerwiegenden Symptomen ist es unumgänglich, einen Arzt oder Heilpraktiker aufzusuchen. Verlieren Sie keine wertvolle Zeit und besprechen Sie mit Ihrem Therapeuten, dass Sie eine biochemische Begleitung durchführen.

Das am geringsten im Körper vorkommende Salz bestimmt den Grad der Gesundheit und sollte am dringendsten

verabreicht werden. Im Körper kann jedoch durchaus ein Mangel – in unterschiedlicher Ausprägung – an mehreren Mineralsalzen bestehen. Diese sind dann entsprechend einzunehmen. Eine Obergrenze von vier, maximal sechs verschiedenen Mineralsalzen sollte dabei nicht überschritten werden.

Bei akuten Krankheiten wird der Mangel eines bestimmten Minerals sehr stark sichtbar und chronische Mangelzustände treten in ihrer Bedeutung in den Hintergrund. Ist der akute Zustand vorbei, tritt der chronische Mangel wieder hervor. Die Einnahme wegen einer chronischen Erkrankung wird deshalb zu Gunsten einer Akutbehandlung unterbrochen und erst nach Heilung des akuten Geschehens fortgesetzt.

Antagonisten (Gegenspieler)

Die einzelnen biochemischen Mineralsalze stehen untereinander in einem Verhältnis der „Gegensätzlichkeit", des Antagonismus:

Eisen	Zink
Kalium	Calcium, Magnesium
Calcium	Eisen, Kalium, Zink
Natrium	Kalium

Das bedeutet, dass wir Mineralsalze, die sich in der Aufnahme und im Funktionskreis beeinflussen, nicht gleichzeitig zu uns nehmen dürfen. Nach Möglichkeit sollten, außer im Akutfall, ca. zwei Stunden Zeit dazwischenliegen. Die drei Schwefelsalze Nr. 6, 10 und 12 sowie ihre entsprechenden Salben sollten nicht am selben Tag eingenommen bzw. angewendet werden.

Häufig gestellte Fragen

1. Können Nebenwirkungen auftreten?

Durch den Milchzucker kann es bei Einnahme größerer Mengen zu einer weichen Konsistenz des Stuhls kommen. Durchfall ist bei den üblichen Dosierungen nicht zu erwarten.

Menschen, die unter Zöliakie (eine auf Glutenunverträglichkeit beruhende Verdauungsstörung mit chronischem Durchfall nach Verzehr von Getreideprodukten) oder einer sonstigen Überempfindlichkeit gegen Weizenstärke leiden, sollten biochemische Funktionsmittel bevorzugen, die glutenfrei sind. Dazu gehört z. B. die karto-Linie der Deutschen Homöopathie Union (DHU) – hier wurde der zur Herstellung üblicherweise verwendete Hilfsstoff Weizenstärke durch Kartoffelstärke ersetzt.

Alternativ könnte ein homöopathisches Mittel in der gleichen Potenzierung, z. B. Calcium phos. D6 auf Rohrzuckerbasis genommen werden. Fünf Globuli entsprechen einer Mineralsalztablette. Bitte gehen Sie auch in diesem Fall nach den Regeln von Dr. Schüßler vor: Wird z. B. mehrmals täglich eine Tablette benötigt, etwa Ferrum phos. (Nr. 3), dann werden mehrmals täglich fünf Globuli des homöopathischen Mittels Ferrum phos. D12 verabreicht.

2. Gibt es Gegenanzeigen?

Manche Menschen vertragen Milchzucker nicht (Laktose-Intoleranz, Laktose-Malabsorption). Eine Unverträglichkeitsreaktion entsteht in der Regel jedoch erst, wenn 20 bis 40 Tabletten und mehr auf einmal verabreicht werden. Die in der Biochemie übliche Dosierung mit verschwindend geringen Mengen führt zu keinen Problemen. Ursache für die Unverträglichkeit ist ein Enzymmangel (Laktasemangel), bei dem die Produktion des Enzyms Laktase eingeschränkt ist. Bei einer Laktose-Unverträglichkeit (Milchzucker-Unverträglichkeit) sollte die gelöste Variante (siehe Abschnitt „Diabetiker") gewählt werden.

3. Ist eine Erstverschlimmerung zu erwarten?

Bei besonders sensiblen oder geschwächten Menschen kann es gelegentlich zu einer „Erstverschlimmerung" kommen. Diese verläuft, sofern sie überhaupt auftritt, in der Regel wenig belastend und klingt meist schnell wieder ab. Eine Erstreaktion ist grundsätzlich nicht negativ zu bewerten. Der Körper signalisiert damit, dass das biochemische Funktionsmittel richtig gewählt wurde und somit eine gute Wirkung erwartet werden kann. Eine Erstverschlimmerung ist für die Wirkung allerdings nicht notwendig und sollte von Ihnen nicht erwartet werden.

4. Was sollten Diabetiker beachten?

Diabetiker müssen berücksichtigen, dass etwa 50 Tabletten aufgrund ihres Milchzuckergehalts einer Broteinheit (BE) entsprechen (siehe Abschnitt „Diabetiker", Seite 19).

5. Können Schüßler-Salze mit homöopathischen Arzneien kombiniert werden?

Die biochemischen Funktionstabletten können eine homöopathische Therapie unterstützen. Entsprechende Funktionstabletten eignen sich hierbei besonders zur Basistherapie. Verbleibende Symptome können dann entweder mit einem homöopathischen Einzelmittel nach dem Simile-Prinzip oder, bei einer organ- oder indikationsbezogenen Therapie, mit einem geeigneten Komplexmittel behandelt werden. Wichtig ist, dass der Patient seinem Therapeuten die Einnahme der biochemischen Funktionstabletten mitteilt, da dies bei der Mittelwahl in der Homöopathie berücksichtigt werden sollte.

6. Können Schüßler-Salze mit allopathischen (schulmedizinischen) Arzneimitteln kombiniert werden?

Die biochemischen Funktionstabletten können eine allopathische Therapie unterstützen. Aufgrund ihrer Wirkung auf die Zellfunktion und das die Zelle umgebende Milieu können andere Arzneistoffe die Zellen besser erreichen und dort ihre Wirkung entfalten. Die Mineralsalze können ergänzend eingenommen, sollten aber auf keinen Fall als Ersatz verwendet werden. Sie dürfen die verordneten Arzneimittel unter keinen Umständen ohne Rücksprache mit dem Arzt oder Heilpraktiker oder sonstigen Therapeuten absetzen.

7. Besteht die Gefahr der Gewöhnung?

Eine Gewöhnung oder Abhängigkeit kann in keinem Fall entstehen. Es wird jedoch berichtet, dass in manchen Fällen ein Bedürfnis nach den biochemischen Funktionstabletten besteht. Eine mögliche Interpretation: Der Körper versucht, einen bestehenden Mangel auszugleichen.

8. Woran liegt es, wenn sich kein Erfolg einstellt?

Klären Sie für sich zunächst Folgendes:

▶ Ist das richtige Mittel gewählt? Ein richtig gewähltes biochemisches Funktionsmittel schmeckt grundsätzlich süß. Eines, das im Moment nicht benötigt wird, schmeckt neutral.

▶ Lutschen Sie die ausreichende Menge? Versuchsweise sollten Sie die Häufigkeit der Gaben erhöhen.

▶ Mögliche Therapiehindernisse:
• Störfelder (z. B. Entzündungsherde im Körper oder auch Narben)
• Amalgamfüllungen in den Zähnen, verschiedene Zahnmaterialien, Zahnspangen usw.
• hohe Zufuhr von Genussgiften wie Colagetränke, Limonade, Süßigkeiten, Alkohol (diese fördern die Ausscheidung von Mineralien bzw. erhöhen deren Verbrauch)
• ernährungsbedingter Mangel an Mineralien durch einseitige Kost
• starke psychische Belastungen wie Stress, Ängste, Beziehungskrisen
• Es kann auch durch eine fortschreitende Erkrankung zu irreparablen Organveränderungen gekommen sein. Hier dürfen Sie auf keinen Fall eine Heilung durch die Schüßler-Salze erwarten!

II. Vom Kinderwunsch zur Schwangerschaft

Täglich erreichen mich in meiner Praxis Anrufe mit dem Anliegen, Paaren mit unerfülltem Kinderwunsch zu ihrem ersehnten Nachwuchs zu verhelfen. Oft haben meine Patienten schon lange Wegstrecken mit großer Frustration hinter sich und sind nur noch genervt vom Procedere der zurückliegenden Zeit. Noch belastender für die Paare ist die Tatsache, dass es dann auch oft heißt, es läge am Sperma (Qualität, zu wenig, zu langsam, nicht zielgerichtet usw.), an der Qualität der weiblichen Eizelle oder an einer Allergie gegen das Sperma des Mannes. Eine schulmedizinische Diagnose begrenzt scheinbar schon von vorneherein die Aussichten auf das ersehnte Wunschkind. Nun beginnt der Kopf zu blockieren.

Mit meiner stetig wachsenden Erfahrung durch und mit den Paaren ergibt sich in der täglichen Arbeit ein ganz anderes Bild, ein anderes Handeln – der individuelle Weg. Dieser beginnt mit einem persönlichen Gespräch, bei dem die möglichen Hinderungsgründe besprochen werden und den Paaren Mut gemacht

wird. Des Weiteren werden sie auf ihrem Weg begleitet, wobei Körper und Seele auf die Schwangerschaft und die Stillzeit vorbereitet werden. Von Anfang an stelle ich klar, dass es ca. ein Jahr dauern kann, bis sich die ersehnte Schwangerschaft auf ganz natürlichem Weg einstellt. Darin sehe ich eine realistische Zielsetzung. Und für mich ist es immer wieder eine wunderbare, tief greifende Erfüllung, wenn dann von einem dieser Elternpaare die Nachricht über die Schwangerschaft kommt. Jetzt ist es an mir, das Paar sehr gut zu begleiten, vor allem der werdenden Mutter die größtmögliche Unterstützung anzubieten, sei es durch den Rat, ein anderes Essverhalten aufzunehmen, Schüßler-Salze für die Schwangerschaft und die Stillzeit sowie evtl. auch begleitende Nahrungsergänzungen anzubieten, Hilfe bei allen Befindlichkeitsstörungen, etwaigen Infekten und Krankheiten zu geben und präsent zu sein bei allem, was das Paar oder die Schwangere belastet, was sie beunruhigt oder auch erfreut.

Tipps für die Frau

Gesundheitspflege und Vorbeugung

Frauen, die sich nichts sehnlicher wünschen, als schwanger zu werden, sind durchaus bereit, zu erkennen, dass es wichtig ist, das „Nest" vorzubereiten. Wenn sich der „Nestbautrieb" nun auch im Außen zeigt – es wird renoviert, die Gartenmöbel werden „aufgehübscht" usw. –, dann dauert es oft nicht mehr lang und die Schwangerschaft wird mitgeteilt. Doch zunächst sollte das weibliche Prinzip (Venus) gestärkt werden. Die venusischen Anteile in den weiblichen Fortpflanzungsorganen sind die vor allem als typisch weiblich bezeichneten Eigenschaften wie Aufnahmefähigkeit, Umhüllen und Hingabe. Zudem werden die Regenerationsphasen aller Organsysteme vom Venusprinzip regiert.

Je bewusster der Kinderwunsch ist, desto größer wird das Bestreben sein, diesem Wunschkind möglichst viel Gutes mitzugeben. Das beste Startkapital für das zukünftige Kind ist Gesundheit. Die künftigen Eltern werden daher bemüht sein, zum Zeitpunkt der Zeugung gesund und fit zu sein.

Wichtig: Sie sollten unbedingt darauf achten, schon vor der Zeugung in ausreichender Menge Folsäure (siehe Seite 66) zu sich zu nehmen. Denn sobald die Befruchtung stattfindet, beginnt die Zellteilung. Folsäure ist unverzichtbar, um die Bildung eines Neuralrohrdefekts zu verhindern. Die empfohlene Tagesdosis liegt bei 0,4 mg.

Der natürliche 28-Tage-Monatszyklus

Mit der ersten Monatsblutung beginnt bei der jungen Frau im Normalfall ein 28-Tage-Mondrhythmus (Ebbe und Flut), der auf der Erde das Leben und die Flüssigkeitsprozesse ordnet. Während ihrer gebärfähigen Lebensphase unterliegt die Frau einer Funktionsordnung, die ihr Lebensgefühl und ihre seelische Stimmung beeinflusst.

▶ In der ersten Hälfte des Zyklus wird die Schleimhaut aufgebaut. Die Frau fühlt sich seelisch stark und kann auf die Welt zugehen.

▶ Der Eisprung ist körperlich die Empfangsbereitschaft, seelisch öffnet er die Hingabe an ein „Seelchen", das zu ihr kommen möchte (manche Frauen erleben das ganz deutlich).

▶ In der zweiten Zyklushälfte bereitet sich die Gebärmutter auf eine mögliche Schwangerschaft vor.

▶ Tritt keine Schwangerschaft ein, wird dem Reifeprozess im Endometrium ein Ende gesetzt und die Menstruation eingeleitet.

Der individuelle Monatszyklus entspricht nicht immer dem Mondenzyklus. Viele Frauen leiden vor der Menstruation am Prämenstruellen Syndrom (PMS), das sich durch Symptome wie Niedergeschlagenheit, Gereiztheit, körperliches Aufgedunsensein und eine Gewichtszunahme bis zu zwei Kilo äußern kann.

Geschlechtsorgane der Frau

Alle Geschlechtsorgane einer Frau sind für die Fortpflanzung von Bedeutung. Hierzu zählen nicht nur die Organe, die am Geschlechtsverkehr beteiligt sind, sondern auch Organe, die Keimzellen bilden und weiterleiten, sowie natürlich die Gebärmutter, in der das Ungeborene neun Monate heranwächst und aus der es nach der Reifezeit geboren wird.

Während des Zyklus sind die weiblichen Geschlechtsorgane natürlichen und regelmäßigen hormonellen Veränderungen unterworfen. Schwangerschaft und Geburt stellen eine große Herausforderung an diese sensiblen Mechanismen im Körper einer Frau dar.

Äußere weibliche Geschlechtsorgane:
▶ Schamhügel (Mons pubis)
▶ Große und kleine Schamlippen (Labia majora und Labia minora)
▶ Scheidenvorhof und Scheideneingang
▶ Klitoris
▶ Hymen

Innere weibliche Geschlechtsorgane:
▶ Scheide (Vagina)
▶ Gebärmutter (Uterus)
▶ Eileiter (Tuben)
▶ Eierstöcke (Ovarien)

Scheide (Vagina)
▶ Schutzorgan für höher gelegene Organe
▶ Begattungsorgan
▶ Geburtskanal

Innerhalb der Scheide finden wir ein saures Milieu, das dazu beiträgt, Krankheitserreger davon abzuhalten, in weiter oben gelegene Organe vorzudringen. Da die Scheide aus flexiblem Gewebe besteht, kann diese sich während der Geburt an die Größe des kindlichen Kopfes anpassen.

Gebärmutter (Uterus)
Sie liegt im kleinen Becken zwischen Harnblase und Mastdarm. Ihre Form entspricht einer Birne und hat die Größe von etwa 7 bis 9 cm und ein Gewicht von ca. 80 bis 120 g. Während der Schwangerschaft kann sich das Gewicht der Gebärmutter verzehnfachen. Die Gebärmutter wächst auf ein Vielfaches ihrer ursprünglichen Größe an, um sich dem Bewegungsdrang und der Größe des Kindes anzupassen. Anatomisch befindet sich im unteren Drittel der Gebärmutter der Gebärmutterhals, der sich zur Vagina hin öffnet. Der Gebärmutterkörper wird von den oberen zwei Dritteln gebildet. Von hier gehen die beiden Eileiter nach links und rechts ab.

Die drei Schichten der Gebärmutter:
▶ Außen: nahezu komplett mit Bauchfell überzogen
▶ Mittlere Schicht: dick, bestehend aus kräftigen Muskeln
▶ Innen: Gebärmutterschleimhaut (Endometrium), die sich bei jedem Zyklus neu auf die Einnistung (Nidation) der befruchteten Eizelle vorbereitet. Findet keine Befruchtung statt, wird die Schleimschicht mit dem Menstru-

ationsblut ausgeschieden. Kommt es zur Befruchtung und zur Einnistung des befruchteten Eis, dann ist ein Teil der Gebärmutterschleimhaut an der Bildung der Plazenta beteiligt.

Zervixschleim

Dieser verschließt die Gebärmutterhöhle. Aufgrund hormoneller Veränderungen wandelt sich im Laufe des Zyklus die Konsistenz des Schleims. Kurz vor dem Eisprung ist er dünnflüssig, klar und lässt sich in Fäden ziehen. Jetzt ist der richtige Augenblick gekommen, in dem die männlichen Spermien durch den Schleim wandern können und zur Gebärmutter gelangen, um eine reife Eizelle zu befruchten.

Eileiter (Tuben)

Jede gesunde Frau besitzt zwei Eileiter, die vom oberen Ende der Gebärmutter ausgehend in beide Körperhälften abgehen. Diese sind schlauchförmig und ca. 10 bis 14 cm lang. Hier findet die Befruchtung statt. Die Eileiter enden im Eierstock. Sie dienen dem Transport der Eizellen nach dem Eisprung. Nun bewegen sich die Eizellen durch den Eileiter bis zur Gebärmutter.

Eierstöcke (Ovarien)

Am äußeren Ende der Eileiter befindet sich je ein pflaumengroßer Eierstock. Die Eizellen sind bereits von Geburt an vorhanden. Sie werden nicht neu gebildet, sondern verweilen bis zum Eisprung dort. Pro Zyklus reift eine befruchtungsfähige Eizelle heran. Die Eierstöcke zählen zum Endokrinum (Hormonsystem). Hier werden Sexualhormone gebildet, die der Körper einer Frau benötigt, um sich auf die Schwangerschaft vorzubereiten.

Meine Patientinnen sind meist etwas älter, viele über 35. In diesem Alter findet nicht mehr in jedem Zyklus ein Eisprung statt, wodurch sich die Chance auf eine Befruchtung verringert. Laut medizinischer Studien sind jenseits der 35 nur etwa sieben regelrechte Eisprünge im Jahr zu verzeichnen.

Zur Stabilisierung und Stärkung

Großes grundsätzliches Frauenmittel

▷ Nr. 2 Calcium phos. D6: bevorzugt morgens als „Heiße Zwei" mit 5 bis 10 Tabl. über mehrere Monate einnehmen

Calcium phos. kommt in allen Zellen, insbesondere aber in den Zellkernen, Blutzellen, Ei- und Samenzellen, in den Drüsen (z.B. Schilddrüse, Leber) und in den Schleimhäuten vor. Es stabilisiert die Zellhüllen, was ja gerade in der Schwangerschaft und in deren Vorbereitung von besonders großer Bedeutung ist. Es ist ein Kräftigungs- und Aufbaumittel und dämpft übersteigerte abbauende Stoffwechselprozesse. Knochen und Zähne besitzen sehr viel phosphorsauren Kalk.

Den Körper stärken

▷ Morgens Nr. 2 Calcium phos. D6
▷ Vormittags Nr. 3 Ferrum phos. D12
▷ Mittags Nr. 5 Kalium phos. D6
▷ Abends Nr. 11 Silicea D12

Jeweils als „Heiße X" mit 3 Tabl., schluckweise kauend trinken.

Kräftemangel

▷ Nr. 5 Kalium phos. D6: vormittags und mittags je 3 Tabl. lutschen

▷ Nr. 7 Magnesium phos. D6: abends als „Heiße Sieben" mit 10 Tabl. kauend trinken

▷ Nr. 8 Natrium chlor. D6: bis 16.00 Uhr bis zu viermal 1 bis 2 Tabl. lutschen

Tipps: Ernährung beachten, Ruhephasen gönnen, Meridianbürstmassage[1], Leberwickel mit Salbe Nr. 10, Nierenpflege mit Kupfer Salbe rot® (Wala), ansteigende Fußbäder mit 3 bis 5 Schüßler-Salz-Tabl. Nr. 3 D12, Lebensfreude und positive Gedanken.

Übersäuerung durch zu viel Harnsäure

Woran merkt ein Laie, dass er übersäuert ist?

Nieren, Darm und Lunge haben die Aufgaben, alle Säuren so weit wie möglich aus dem Stoffwechsel zu entfernen. Diese entstehen meist durch zu viel Genuss an tierischem Eiweiß, Kaffee, schwarzem Tee, Süßigkeiten, Gebäck und Brotwaren sowie an Genussgiften usw. Werden die Organe überfordert, versucht der Körper, die anfallenden Säuren und Gifte über die Haut und über die Schleimhäute auszuscheiden bzw. diese auch im Gewebe zwischenzulagern. Es kommt zu Strukturschäden durch Verätzung und Vergiftung im Gewebe und im ganzen Körper. Dies kann zu Unfruchtbarkeit führen.

Leberwickel

Der Leberwickel wird normalerweise ein- bis zweimal wöchentlich durchgeführt, meist mit der Schüßler-Salbe Nr. 10 oder Nr. 6. Nachmittags gegen 14 Uhr ist der sinnvollste Zeitpunkt. Reiben Sie den Oberbauch, vor allem den rechten Rippenbogen (Sitz der Leber), mit der Salbe ein. Legen Sie ein feuchtheißes Tuch – am besten Gästehandtuch – so heiß wie möglich auf den Leberbereich. Anschließend wickeln Sie ein großes Frotteehandtuch um den gesamten Leib und legen eine heiße Wärmflasche auf den Leberbereich. Der Wickel bleibt 20 bis 60 Minuten auf dem Bauch. Bitte einschleichend beginnen! Anschließend nehmen Sie das feuchte Handtuch weg, legen ein trockenes Tuch um und die Wärmflasche wieder auf. Ruhen Sie noch eine Stunde im Bett nach. An diesem Tag keine weitere Salbe aufbringen.

Mögliche Symptome einer Übersäuerung sind:

Sodbrennen (Reflux), saurer Stuhl, saurer Schweiß, Schwitzen, Hitzewallungen, Fuß- und Achselschweiß, Neurodermitis, allergische Reaktionen, fettige Haut und Haare, Pickel und Akne, Ekzeme, Furunkel, Abszesse, Schuppen, Schuppenflechte, Hornhaut, Warzen, Hämorrhoiden, ein offenes Bein, Muskelschmerzen, Darmentzündungen usw.

Übersäuerte Menschen reagieren auch leicht sauer.

Durch einfache Messungen mit einem Teststreifen für pH-Werte (erhältlich in

---

[1] Bei Interesse finden Sie eine ausführliche Anleitung in meinem Buch „Die 12 Salze des Lebens" (siehe Anhang).

der Apotheke), können Sie leicht feststellen, ob Ihr Gewebe übersäuert ist. Dazu messen Sie zu fünf verschiedenen Tageszeiten Ihren Urin, schreiben den pH-Wert auf und errechnen am Abend den Durchschnittswert, er sollte im basischen Bereich liegen, also zwischen 6 und 7, wobei Sie mindestens einmal am Tag einen Wert über 7 erzielen sollten. Wiederholen Sie die Messungen eine Woche lang.

In einem „übersäuerten" Organismus wird sich keine Schwangerschaft einnisten. In diesem Fall gilt: Ernährung beachten und dabei basenbildende Lebensmittel bevorzugen.

Zum Säureabbau

▷ Nr. 9 Natrium phos. D6: morgens als „Heiße Neun" mit 3 bis 5 Tabl.
▷ Nr. 10 Natrium sulf. D6: mittags gegen 14.00 Uhr als „Heiße Zehn" mit 3 bis 5 Tabl.
▷ Nr. 11 Silicea D6 (Potenz beachten!): abends als „Heiße Elf" mit 5 bis 10 Tabl.
▷ Nr. 16 Lithium chlor. D6: als Zwischenmittel zwei- bis dreimal pro Woche 2 Tabl.

Allergien

Eine Frau mit Kinderwunsch sollte bei bestehender Allergieveranlagung ihre Allergie/n behandeln, bevor sie schwanger wird. Der Vorteil liegt klar auf der Hand: Dem werdenden Leben wird ein niedrigeres Allergierisiko mit auf den Weg gegeben, im besten Falle kann die Veranlagung, mit Allergien zu reagieren, von Anfang an verhindert werden (vor allem wenn beide Elternteile Allergiker sind; dies konnte ich in meiner Praxis beobachten).

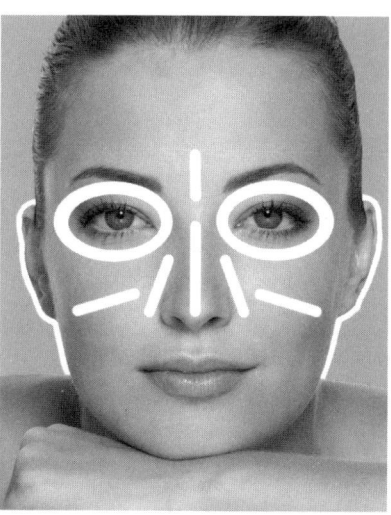

Nasenreflexzonenbehandlung: Mehrmals täglich Salbe Nr. 8 in die Nase einbringen und um Augenhöhlen, Ohreingang, Ohrmuschel und in beide Ellenbeugen eine erbsengroße Menge einreiben.

▷ Nr. 2 Calcium phos. D6: morgens „Heiße Zwei" mit 5 Tabl.
▷ Nr. 3 Ferrum phos. D12: über den Tag verteilt dreimal 2 Tabl.
▷ Nr. 4 Kalium chlor. D6: vormittags und nachmittags je 2 Tabl.
▷ Nr. 8 Natrium chlor. D6: bis 16.00 Uhr zweimal 2 Tabl.

Eventuell weitere Schüßler-Salze anhand der Absonderungen aus der Nase oder aus den Bronchien auswählen und zur Anwendung bringen. Außerdem sollten Sie mehrmals täglich die Salbe Nr. 8 zur Nasenreflexzonenbehandlung einsetzen, um die Eintrittspforten der jeweiligen Allergene zu verhindern (siehe Abbildung).

Weiterhin wäre es ratsam, vor allem in der Allergiezeit auf tierisches Eiweiß, Rohkost, rohes Obst, Alkohol, Apfelsaft und Säfte aus Südfrüchten zu verzichten. Basenbäder (z.B. nach Jentschura) sind dagegen sehr sinnvoll zur Ergänzung der Selbstbehandlung. Leberwickel (siehe Seite 27) zweimal pro Woche mit Schüßler Salbe Nr. 6 und 10 im Wechsel und eine abendliche Einreibung mit den beiden Salben im täglichen Wechsel (gleiche Salbe wie beim Leberwickel verwenden); im Nierenbereich eine Einreibung in Form einer liegenden Acht mit der Kupfer Salbe rot® (Wala).

Wertvolle Tees zur Vorbereitung auf eine Schwangerschaft

Zur optimalen Vorbereitung möchte ich Ihnen die folgenden Tees sehr ans Herz legen, die Sie sich in der Apotheke oder im Kräuterladen Ihres Vertrauens mischen lassen können. Der „Nestputzer-Tee" reinigt den Unterleib und wirkt zudem noch beruhigend, entkrampfend, entgiftend und mild ausleitend. Der „Eisprung-Tee" und der „Gelbkörper-Tee" werden jeweils ca. zwei Wochen lang im Wechsel getrunken: Der „Eisprung-Tee" fördert die Eireifung und bereitet Ihren Körper auf die Empfängnis vor, der „Gelbkörper-Tee" unterstützt die Ausschüttung von Progesteron, das für die sichere Einnistung des befruchteten Eis benötigt wird.

„Nestputzer"-Tee

Um den Unterleib zu reinigen und sich damit optimal auf die bevorstehende Schwangerschaft vorzubereiten.
- 25 g Beifußkraut
- 25 g Frauenmantelkraut
- 25 g Gänsefingerkraut
- 25 g Schafgarbenblüten

1 Teelöffel der Mischung mit 1 Liter heißem Wasser überbrühen. 5 bis 8 Minuten offen in der Thermoskanne (ohne Metalleinsatz) ziehen lassen. Tassenweise über den Tag verteilt trinken!

Tee zur Unterstützung des Eisprungs
- 50 g Angelikawurzel
- 50 g Beifußkraut
- 40 g Daminablätter
- 30 g Eisenkraut, echtes
- 30 g Rosmarin

Alle Kräuter mischen. Pro Tasse 1 Teelöffel der Mischung mit 200 ml heißem Wasser überbrühen, 8 bis 12 Minuten ziehen lassen, abseihen und bei Bedarf im trinkwarmen Zustand mit etwas echtem Bienenhonig süßen. *Vom Ausklingen der Regelblutung bis zum Eisprung* täglich zwei bis drei Tassen über den Tag verteilt trinken.

Tee zur Stärkung des Gelbkörperhormons
- 50 g Frauenmantelkraut
- 50 g Keuschlammsamen
- 30 g Schafgarbenblüten
- 40 g Storchschnabelkraut
- 30 g Zitronenmelissenkraut

Alle Kräuter mischen. Pro Tasse 1 Teelöffel der Mischung mit 200 ml heißem Wasser überbrühen, ca. 10 bis 15 Minuten ziehen lassen, abseihen und bei Bedarf im trinkwarmen Zustand mit etwas echtem Bienenhonig süßen. *Vom Eisprung bis zum Eintritt der Regelblutung* (oder bis zum positiven Schwangerschaftstest!) zwei bis drei Tassen über den Tag verteilt trinken.

Fruchtbarkeitsmassage

Die Fruchtbarkeitsmassage nach Joseph B. Stephenson ist eine optimale Unterstützung für Frauen, die sich ein Kind wünschen. Die Massage wirkt harmonisierend und heilungsfördernd auf Körper, Geist und Seele. Sie entschlackt und entgiftet Eierstöcke, Eileiter und Gebärmutter, optimiert ihre Lage im Becken, löst Verspannungen und Blockaden, verbessert die Energieversorgung, bringt Hormonproduktion und Zyklus ins Gleichgewicht. Außerdem stärkt sie die Fortpflanzungsorgane und aktiviert die Selbstheilungskräfte des Körpers. Ein ganzheitliches Wohlbefinden kann so auf sanfte Weise den Weg zur Empfängnis ebnen. Fragen Sie in Ihrer Hebammenpraxis nach Therapeuten, die diese Massage ausüben.

Weitere Empfehlungen

- Für sechs bis acht Wochen kein tierisches Eiweiß; teilweise empfehle ich dies auch bis zu einem halben Jahr.
- Später Fisch, höchstens einmal pro Woche als Frischfisch – nicht während der eiweißfreien Zeit.
- Viel Obst und Gemüse (wenig Rohkost und vor allem nicht nach 14.00 Uhr), Vollkorngetreidesorten, geschrotetes Getreide ohne ganze Körner und nach Möglichkeit immer nur eine Getreideart pro Tag.
- Vitamine, Spurenelemente, Mineralien. Besonders wichtig: Folsäure (siehe Seite 66).
- Entsäuern z. B. durch tägliche Fußbäder mit Basensalz (z. B. Jentschura), Basen-Bad (z. B. Jentschura), Ruhe, Erholung, frische Luft, stressfreie Zeit nehmen.
- Auf Alkohol und Rauchen verzichten.
- Auf Kaffee am besten ganz verzichten. Schwarzer und grüner Tee sind auch nicht zu empfehlen; eventuell eine Tasse Tee pro Tag als erlaubtes Genussmittel.
- Weißmehle, weißen Zucker und Süßigkeiten weglassen.
- Fasten: Ganz bewusst wählen auch Frauen das Fasten zum Neubeginn des veränderten Weges und zur klaren Zielsetzung. *Fasten zu Beginn der Behandlung:* eventuell drei Tage mit Tee, Reis, Karot-

---

Hilfreiche Affirmationen

Affirmation für das Wurzel- oder Basis-Chakra
Ich liebe und achte meinen Körper
und gebe ihm alles, was er braucht.
Ebenso liebe und achte ich die Erde,
die mich trägt und nährt.
Ich liebe mein Leben.

Affirmation für das Genital-Chakra
Ich habe einen gesunden und vitalen Körper.
In Übereinstimmung mit meinem Herzen lebe
ich auf harmonische Art meine Sexualität.

tengemüse, Saft oder *Fasten zu Neumond und Vollmond bzw. ein Tag pro Woche mit Reis, Kartoffeln, Karotten bzw. nach Hildegard von Bingen mit Dinkelreis.*

- Schlafzimmer: Den Bettplatz optimieren (durch Rutengänger); Elektrogeräte wie Radiowecker usw. entfernen; Netzfreischalter einbauen lassen; eventuell ein neues Zimmer im Haus suchen; Plastik und Kunststofffolien entfernen (Elektrosmog); eine Rose aufstellen als Sinnbild der Liebe; die Farbe des Schlafzimmers in Gelb/Gelb-Orange/Orange/Terrakotta halten.

- Alte Kindersachen wie Teddy, Puppe usw. aus der eigenen Kindheit bzw. des Partners im zukünftigen Kinderzimmer oder im Wohnbereich aufstellen. Hiermit fördern Sie für sich und Ihren Partner im Außen die Bereitschaft und Möglichkeit, das „Seelchen", welches ins Leben treten möchte, anzulocken.

- Steine: Buntkupfer bzw. Sandrose fördern die Schwangerschaft.

Wenn sich zwei Leben berühren,
wie Sonne und Erde,
wie Wasser und Licht,
entsteht neues Leben.

Aus der Berührung wächst die Veränderung.
Aus Knochen und Fleisch werden Hände,
die nicht Glieder bleiben,
sondern Leib und Seele werden,
der für die Seele spricht
und die Trennung aufhebt.

In der Berührung werden wir Kinder des Lichts
mit der Sonne im Herzen.
Ich erkenne dich über das hinaus,
was du bist,
und lasse mich von dir erkennen.

Ulrich Schaffer

Hilfe bei Problemen und Beschwerden

Nur wenn der weibliche Zyklus regelrecht abläuft, kann sich auch eine Schwangerschaft einstellen.

Menstruationsbeschwerden

Grundsätzlich sollten Sie bei allen Arten von Menstruationsbeschwerden Ihr Augenmerk auf die richtige Ernährung legen, außerdem sind Leberwickel (siehe Seite 27) mit den Salben Nr. 6 und 10 im wöchentlichen Wechsel empfehlenswert. Eine abendliche Einreibung des Oberbauches mit den beiden Salben im täglichen Wechsel ist sinnvoll. Am Tag des Leberwickels kann die abendliche Einreibung wegfallen.

Blut dunkel und klumpig

- Nr. 4 Kalium chlor. D6: mehrmals täglich 2 Tabl. lutschen

Blut dünn, nicht gerinnend

- Nr. 5 Kalium phos. D6: häufige Gaben von 1 bis 2 Tabl. bis 15.00 Uhr
- Nr. 8 Natrium chlor. D6: Zwischenmittel, bis 16.00 Uhr zweimal 2 Tabl.
- Nr. 10 Natrium sulf. D6: zwei- bis dreimal täglich als „Heiße Zehn" mit 3 bis 5 Tabl.

Andauernde Blutung

▷ Nr. 1 Calcium fluor. D12: bis zu sechsmal 1 Tabl. am Tag

Blutung zu kurz oder zu lang

▷ Nr. 2 Calcium phos. D6: über zwei bis
drei Zyklen täglich vormittags zweimal
2 Tabl. lutschen

Blutung zu stark (Hypermenorrhoe)

Von Hypermenorrhoe spricht man, wenn
der Blutverlust mehr als 150 Milliliter beträgt, täglich mehr als fünf Monatsbinden
verbraucht werden oder ein großes Tampon in weniger als zwei Stunden vollgeso-
gen ist. Im Menstruationsblut finden sich
größere Blutkoagel (Klümpchen).

Bei veränderter Blutung ohne patholo-
gischen Befund sollten Sie Ihrem natürlichen Bedürfnis nach Ruhe und Zurück-
gezogenheit nachgeben.

▷ Nr. 1 Calcium fluor. D12: einmal täglich
als „Heiße Eins" mit 6 Tabl. eventuell
über mehrere Zyklen

Calcium fluoratum als Mineralsalz ist für
die Elastizität zuständig, somit für das Zusammenziehen und Dehnen – hier für die
Kontraktion der Blutgefäße der Gebärmutter. Es hilft aber auch den Mutterbändern beim Zusammenziehen und Dehnen.

Außerdem sollten die folgenden Salze in
der „Vier-Gläser-Methode" eingenommen werden: Je Schüßler-Salz 5 Tabl. als
„Heiße X" zubereiten und im Wechsel
schluckweise kauend trinken. Bei Bedarf
wiederholen.

▷ Nr. 2 Calcium phos. D6
Calcium phos. als Mineralsalz bindet Eiweiß für den Aufbau sämtlicher organi-
scher Strukturen. Dieses Mineralsalz ist
das wichtigste Salz für die Blutbildung
und den Zellaufbau. Es stabilisiert die
Zellmembran.

▷ Nr. 3 Ferrum phos. D12
Ferrum phos. als Mineralsalz in Verbindung mit Nr. 2 dient dazu, dem Eisenmangel vorzubeugen, der durch eine zu
starke Menstruation entstehen kann.

▷ Nr. 5 Kalium phos. D6
Kalium phos. wirkt vorbeugend gegen
körperliche Erschöpfung aufgrund von
zu viel Blutverlust. Jede Blutung ist auch
als kleine Wunde anzusehen. Hier nutzen wir die antiseptische Wirkung des
Schüßler-Salzes Nr. 5 (Antibiotikum der
Biochemie), um eindringende Krank-
heitskeime zu eliminieren. Weiterhin
verhindern wir den Zerfall unseres eigenen Gewebes (Gewebezerfallsverhüter).

▷ Nr. 8 Natrium chlor. D6
Natrium chlor. fördert den Nährstrom
zur Zelle, reguliert den Flüssigkeits-
und Wärmehaushalt und unterstützt
die Zellneubildung. Weiterhin bindet
es Schleim und ist an der Bildung der
Schleimhäute beteiligt.

*Tipp: Bei Menstruationsschmerzen helfen
wärmende und bequeme Kleidung, eine
Wärmflasche sowie Kupfer Salbe rot® (Wala)
auf Kreuz und Bauch. Ein warmer, frisch zu-
bereiteter Kräutertee aus Frauenmantel und
Melisse entspannt von innen heraus.*

Periode schmerzhaft (Dysmenorrhoe)

Bei einer krampfhaften und schmerzhaften Monatsblutung ist das rhythmische
Wechselspiel zwischen der ersten und
zweiten Zyklushälfte gestört. Bei Beginn

der Blutung kommt es zu starken Kontraktionen in der Gebärmutter. Dadurch entsteht ein starker Tonus, welcher sich unter Umständen auf den Dickdarm übertragen kann, was mitunter zu Durchfällen führt. Kommt es dagegen zu einem verminderten Gefäßtonus, ist oft eine Hypotonie (niedriger Blutdruck) die Folge.

- Nr. 1 Calcium fluor. D12: morgens als „Heiße Eins" mit 5 Tabl.
- Nr. 2 Calcium phos. D6: sofort als „Heiße Zwei" mit 5 bis 10 Tabl.
- Nr. 7 Magnesium phos. D6: sofort als „Heiße Sieben" mit 5 bis 10 Tabl.

Krämpfe, Kolik

- Nr. 7 Magnesium phos. D6: als „Heiße Sieben" mit 5 bis 10 Tabl. mehrmals täglich
- Salbe Nr. 7 auf den Bauch bzw. auf den unteren Rücken einreiben

Periode spät

- Nr. 3 Ferrum phos. D12: über mehrere Zyklen täglich zwei- bis dreimal 2 Tabl. lutschen

Periode bleibt aus (Amenorrhoe)

Hier setzen wir uns mit einem Rhythmusverlust, einem Abhandenkommen auseinander. Viele Frauen reagieren auf Frust, Angst, Enttäuschung, Verlust, Unverständnis, Kummer und Trauer mit dem Ausbleiben der Periode und kompensieren damit. Die Psyche ist mächtig und unversehens befinden sich die betroffenen Frauen in einem Stillstand, der sich körperlich Ausdruck verschafft. Die Lust des Lebens fließt plötzlich nicht mehr. Eine rein hormonelle Lösung durch wieder-holte Gaben von Östrogenen und Gestagenen wird auf Dauer keine Früchte tragen.

- Nr. 3 Ferrum phos. D12: über einen langen Zeitraum täglich dreimal 2 Tabl. lutschen

Sekundäre Amenorrhoe

Davon spricht man, wenn die Periode für mindestens drei Monate in Folge ausbleibt und vorher ein normaler Zyklus bestand. Zunächst sollte eine Schwangerschaft ausgeschlossen werden, bitte auch durch Ultraschall wegen einer möglichen extrauterinen Schwangerschaft.

Mögliche weitere Gründe: Schilddrüsenfunktionsstörung, Hypophysenstörung, -tumor, Polyzystisches Ovarsyndrom (PCO-Syndrom), Essstörungen, Anorexie, extreme Adipositas.

Wenn keine der genannten Ursachen zutrifft, versuchen Sie eine Rhythmisierung mit der Biochemischen Energieschaukel, kurmäßig über mehrere Wochen bis zu sechs Monaten:

- Morgens Nr. 2 Calcium phos. D6: als „Heiße Zwei" mit 5 bis 10 Tabl.
- Mittags Nr. 5 Kalium phos. D6: bis 15 Uhr als „Heiße Fünf" mit 5 bis 10 Tab.
- Nachmittags Nr. 8 Natrium chlor. D6: bis 16 Uhr zweimal 2 Tabl. lutschen
- Abends Nr. 7 Magnesium phos. D6: als „Heiße Sieben" mit 5 bis 10 Tabl.

Notstands-Amenorrhoe

In diesem Fall wird die Periode durch tiefe emotionale Erlebnisse verdrängt. Trennungen, extreme Stresssituationen und belastende Partnerschaftskonflikte können als mögliche Ursachen in Betracht gezogen werden. Hier ist unbedingt psy-

33

chotherapeutische Hilfe und Begleitung nötig. Der eigene Lebensrhythmus sollte wiedergefunden werden. Weitere Möglichkeiten stellen multiple Organerkrankungen dar.

Zur Stärkung der Nerven:
▹ Energieschaukel, kurmäßig über mehrere Wochen bis zu sechs Monaten (vgl. unter „Sekundäre Amenorrhoe", s. o., bzw. siehe Seite 33)

Tipps: Einmal wöchentlich Leberwickel (siehe Seite 27) mit Salbe Nr. 6 und 10 im Wechsel; Nierenpflege z.B. mit Kupfer Salbe rot® (Wala): als liegende Acht jeden Abend über den Nieren einreiben; wärmende Lebensmittel bevorzugen, Hühnersuppe.

Post-Pill-Syndrom
In diesem Fall bleibt die Periodenblutung nach dem Absetzen der Antibabypille erst einmal aus:
▹ Nr. 3 Ferrum phos. D12: über einen längeren Zeitraum bis zu fünfmal täglich 2 Tabl. lutschen

Amenorrhoe durch Scheinschwangerschaft
Hier bleibt die Periode durch die starke Kraft der Psyche und die Einbildung der Schwangerschaft bis zum erdachten „Geburtstermin" aus.

Amenorrhoe durch Medikamente
Längere Einnahmen von Cortison, Zytostatika u.a. können zum Ausbleiben der Menstruation führen.

Zur Reinigung:
▹ „Nestputzer"-Tee (siehe Seite 29)

Den Körper entlasten:
▹ Vormittags und nachmittags: Nr. 8 Natrium chlor. D6 – je zweimal 2 Tabl. lutschen
▹ Mittags: Nr. 4 Kalium chlor. D6 – als „Heiße Vier" mit 3 bis 5 Tabl.
▹ Abends: im täglichen Wechsel Nr. 6 Kalium sulf. D6 und Nr. 10 Natrium sulf. D6 – als „Heiße Sechs" bzw. „Heiße Zehn" mit jeweils 3 bis 5 Tabl.

Tipps: Einläufe; auf Ernährung und ausreichende Trinkmenge achten; Leberwickel (siehe Seite 27) mit Salbe Nr. 6 und 10 im täglichen Wechsel (analog zur Salzeinnahme) bzw. abendliche Einreibung des rechten Rippenbogens mit Salbe Nr. 6 und 10 im täglichen Wechsel (analog zur Salzeinnahme); Basenbäder (z.B. nach Jentschura) oder ansteigende Fußbäder.

Vaginalbeschwerden

Frauen, die Beschwerden im Vaginalbereich haben, sei es eine zu trockene Scheide, eine juckende oder brennende Scheide, Ausfluss und dergleichen, haben trotz ihres Kinderwunsches aufgrund ihrer Beschwerden häufig keine Lust auf sexuelle Aktivitäten.

Vaginalbereich juckend (Arzt!)
▹ Nr. 2 Calcium phos. D6: morgens 5 Tabl. auflösen als „Heiße Zwei", zur Entspannung und gegen den Juckreiz kauend trinken
▹ Nr. 5 Kalium phos. D6: bis 15.00 Uhr dreimal 2 Tabl. lutschen, wirkt nervenberuhigend
▹ Nr. 8 Natrium chlor. D6: bis 16.00 Uhr bis zu fünfmal 1 Tabl. lutschen, zur Befeuchtung der Scheide; Salbe Nr. 8 zur Pflege der Scheide

Außerdem:

▶ Bei wässrigem, wundmachendem, übel riechendem Ausfluss: Nr. 11 Silicea D12 – fünfmal 2 Tabl. über den Tag verteilt lutschen

▶ Bei starker Schwellung der Schamlippen: Nr. 4 Kalium phos. D6 – mehrmals täglich 2 Tabl. lutschen, Salbe Nr. 4 äußerlich dick auftragen

▶ Bei schmerzhafter Schwellung (und gegen Juckreiz, wenn die Nr. 2 nicht hilft): Nr. 7 Magnesium phos. als „Heiße Sieben" mit 5 bis 10 Tabl. mehrmals täglich (alternativ: über den Tag verteilt mehrmals je 2 Tabl. lutschen)

Absonderungen aus der Scheide (Arzt!)

Je nach Art der Absonderung das angegebene Salz wählen:

▶ Weiß-flockig: Nr. 2 Calcium phos. D6 –: über den Tag verteilt drei- bis fünfmal 2 Tabl. lutschen

▶ Weißlich, mehlartig, dick, Weißfluss: Nr. 4 Kalium chlor. D6 – über den Tag verteilt bis zu fünfmal 2 Tabl. lutschen

▶ Stinkend, schmierig: Nr. 5 Kalium phos. D6 und Nr. 8 Natrium chlor. D6 – bis 15.00 Uhr je dreimal 2 Tabl. lutschen

▶ Gelb-schleimig, käsiger Geruch: Nr. 6 Kalium sulf. D6 – über den Tag verteilt drei- bis fünfmal 2 Tabl. lutschen

▶ Honiggelb, rahmartig: Nr. 9 Natrium phos. D6 – über den Tag verteilt drei- bis fünfmal 2 Tabl. lutschen

▶ Eitrig: Nr. 9 Natrium phos. D6 und Nr. 11 Silicea D12 – mehrmals täglich je 5 Tabl. mischen und als heiße Trinklösung zubereiten

Bei stark ausgeprägten, akuten Beschwerden: alle 15 bis 30 Minuten 1 bis 2 Tabl. des gewählten Salzes lutschen.

Schamlippen

▶ Brennend: Nr. 8 Natrium chlor. D6 – bis 16.00 Uhr bis zu sechsmal 1 Tabl; auch Salbe Nr. 8 vorsichtig auftragen

▶ Juckend: Nr. 2 Calcium phos. D6 – als „Heiße Zwei" mit 5 bis 10 Tabl., kann wiederholt werden, falls eine Gabe nicht ausreichen sollte; auch Salbe Nr. 2 vorsichtig auftragen

▶ Trocken: Nr. 8 Natrium chlor. D6 – bis 16.00 Uhr bis zu sechsmal 1 Tabl; auch Salbe Nr. 8 vorsichtig auftragen

▶ Bei gelben Krusten: Nr. 6 Kalium sulf. D6 – über den Tag verteilt bis zu drei- bis fünfmal 2 Tabl. lutschen; auch Salbe Nr. 6 vorsichtig auftragen

▶ Bei honiggelben Krusten: Nr. 9 Natrium phos. D6 – über den Tag verteilt bis zu drei- bis fünfmal 2 Tabl. lutschen, auch Salbe Nr. 9 vorsichtig auftragen

▶ Trocken und heiß: Nr. 3 Ferrum phos. D12 und Nr. 8 Natrium chlor. D6 – als „Heiße Drei" mit 5 Tabl. im Wechsel mit „Heißer Acht" mit 3 bis 5 Tabl., so lange wiederholen, bis eine Besserung eingetreten ist, dann Abstände verlängern; auch Salben Nr. 3 und 8 vorsichtig auftragen

Vaginalinfektionen

Vaginalinfektionen können die Fruchtbarkeit beeinträchtigen. Wichtig ist, den Mann immer mitzubehandeln!

Für Vaginalinfektionen sind unterschiedliche Erreger verantwortlich:

Unspezifische Kolpitis

Fluor albus in Form einer transparenten, in der zweiten Zyklushälfte milchigen und etwas zunehmenden Scheidensekretion ist physiologisch. Erst ein entzündlicher

Fluor mit klinischen Beschwerden und eventuellem mikrobiologischem Befund ist Grund für eine Therapie.

Tipps: Empfindliche Frauen sollten weder Seife noch Waschlappen im Intimbereich verwenden. Vor dem Schwimmen schützt eine dünne Schicht Schlehenblüten-Körperöl (z.B. Dr. Hauschka). Auch Meersalz-Sitzbäder oder ansäuernde Maßnahmen wie z.B. Essigsitzbäder wirken aufbauend und kräftigend.

Candida albicans

Häufigster Erreger – meist nach Antibiotikabehandlung, Pille oder Schwangerschaft.

Symptome: Brennen, Jucken, wässriger Ausfluss, Schleimhaut gerötet mit weißlichen, nicht abwischbaren Belägen.

Empfehlung neben der ärztlichen Behandlung:

‣ Sitzbäder und Spülungen mit Frauenmanteltee oder Eichenrinde
‣ Bio-Joghurt-Tampons
‣ Vagiflor® (Asche)

Einnahmeempfehlungen siehe Abschnitt „Absonderungen aus der Scheide" (siehe Seite 35).

Escherichia coli

Meist hervorgerufen durch Schmierinfektion über den Darm.

Symptome: Blasenentzündungen (Cystitis).

Einnahmeempfehlungen bei Cystitis nach Symptomen

Im Akutfall alle 10 bis 15 Min. das erwählte Schüßler-Salz lutschen.

Bei mehreren Salzen empfiehlt sich die Mehrgläsermethode: Je 5 Tabl. der Salze in je ein Glas heißes Wasser geben und aus den einzelnen Gläsern wechselweise alle 15 bis 30 Min. schluckweise kauend trinken.

‣ Urin braun bis rotbraun, Fieber, ständiger Harndrang, dabei Schmerzen und Brennen: Nr. 3 Ferrum phos. D12
‣ Urin dunkelrotbraun, eventuell auch gelblich trübe, eitrig (Arzt!): Nr. 9 Natrium phos. D6 – Hauptmittel bei Harnsäurenaturen, verhindert die Bildung von Blasensteinen
‣ Weißer Schleim geht mit dem Urin ab: Nr. 4 Kalium chlor. D6
‣ Gelblicher Schleim geht mit dem Urin ab: Nr. 6 Kalium sulf. D6
‣ Bei dickem, weißem Schleim mit Brennen: Nr. 8 Natrium chlor. D6 und Nr. 3 Ferrum phos. D12 – im Wechsel alle 15 Minuten
‣ Bei krampfhafter Harnverhaltung: Nr. 7 Magnesium phos. D6
‣ Bei unfreiwilligem Harnabgang wegen Blasenlähmung, allgemeiner Nervosität oder Fieber über 38,5 °C: Nr. 5 Kalium phos. D6

Tipp: Falls Sie unter ständig wiederkehrenden Blasenentzündungen leiden, wäre eine Spermauntersuchung auf Escherichia coli ratsam.

Chlamydien

Meist übertragen durch Geschlechtsverkehr.

Symptome: Oft keine, manchmal Blasenentzündung, Oberbauchschmerzen, Entzündungen am Muttermund oder Kontaktblutungen. Chlamydien führen zu Eileiterverklebungen und damit zu Sterilität.

Bitte einen Arzt aufsuchen (für Heilpraktiker besteht Behandlungsverbot); Chlamydien sollten aufgrund der Folgebelastungen schulmedizinisch mit Antimykotika, Virustatika oder Antibiotika behandelt werden.

Gardnerellen

Symptome: Fischig riechender Ausfluss. Da sie vorzeitige Wehen auslösen können, sind sie unbedingt behandlungsbedürftig.

Empfehlung neben der ärztlichen Behandlung:

▶ Milchsäurebakterien (z.B. Doederlein med Vaginalkapseln®)
Einnahmeempfehlungen siehe Abschnitt „Absonderungen aus der Scheide" (siehe Seite 35).

Staphylokokken / Streptokokken

Symptome: Eitriger, gelblicher Ausfluss, der juckt und brennt.

Empfehlung neben der ärztlichen Behandlung:

▶ Spülungen mit Tee aus Frauenmantel oder Taubnessel oder mit Eichenrinde
▶ Kamilletampons: Kamillentee kochen, einen Tampon damit tränken und einführen; bei Bedarf wiederholen
▶ Knoblaucheinlagen: Knoblauchzehen zerstoßen, in Mull einschlagen und über Nacht als Slipeinlage verwenden
▶ Majorana Vaginal Gel® von Wala
Einnahmeempfehlungen siehe Abschnitt „Absonderungen aus der Scheide" (siehe Seite 35).

Trichomonaden (Arzt!)

Werden durch Geschlechtsverkehr übertragen.

Symptome: Der Erstkontakt führt bei Frauen zu Vaginalentzündungen mit Ju-

cken, Brennen, Wundheitsgefühl, eitrigem, grünem, übel riechendem Ausfluss.

Leider überdauern die Erreger nach Abklingen akuter Beschwerden und können somit schwere Entzündungen an Eileitern, Eierstöcken, Blase und Nieren hervorrufen; sie sollten schulmedizinisch behandelt werden. Eine Schüßler-Therapie kann hier unterstützend wirken.

Einnahmeempfehlungen siehe Abschnitt „Absonderungen aus der Scheide" (siehe Seite 35).

Tipp: Beim Partner müssen unter Umständen die Harnwege mitbehandelt werden, um einer Reinfektion vorzubeugen.

Herpes genitalis (Arzt!)

Auslöser ist das Herpes-simplex-Virus Typ II.

Symptome: Jucken, Brennen, Ausfluss, Schmerzen beim Geschlechtsverkehr, Bläschen.

Im Akutstadium sowie zwei Wochen nach Abklingen der Bläschen besteht Ansteckungsgefahr. Auch das Benutzen von Kondomen schützt in dieser Zeit nicht vor einer Ansteckung.

Trotz ärztlicher Behandlung kann es zum Rückfall kommen durch Periode, Schwangerschaft, Hormonveränderungen und heftigen Geschlechtsverkehr.

Vorsicht! Akuter Herpes genitalis bei Gebärenden kann zu einer schweren Hirnschädigung des Neugeborenen führen.

Zur Unterstützung neben der ärztlichen Behandlung:

▶ Als Sofortmittel: Nr. 7 Magnesium phos. D6 – häufige Gabe als „Heiße Sieben" mit 5 bis 10 Tabl., gegen den Schmerz und zur Beruhigung

Hauptmittel:

▶ Nr. 8 Natrium chlor. D6: zu Beginn alle 15 Min. 1 Tabl. und als Breiauflage auf das beginnende Bläschen in oder an der Vagina

▶ Nr. 5 Kalium phos. D6: bis 15 Uhr ca. alle 2 Std. 2 Tabl.

▶ Nr. 10 Natrium sulf. D6: jede Stunde 1 Tabl.

▶ Nr. 11 Silicea D12: ca. alle ½ Std. bis 1 Std. je 1 Tabl. (im häufigen Wechsel mit Nr. 8 Natrium chlor.)

Tipps: Ernährung beachten, hier vor allem Nüsse, Schokolade, Milch und Fisch vermeiden, Absonderungen und Zungenbelag (vgl. hierzu das Grundlagenwerk „Die 12 Salze des Lebens") beachten.

Blasen- und Harnwegsentzündungen

Akute wie chronische Blasenentzündungen (Cystitis) können sich aufgrund ihrer Fähigkeit, aufzusteigen und auf die Nachbarorgane überzugreifen, als Blockade für eine Schwangerschaft herausstellen. Deswegen lege ich großen Wert auf einen absolut entzündungsfreien Bereich.

Einnahmeempfehlungen bei Cystitis nach Symptomen (siehe Seite 36).

Blutung durch Verletzung

▶ Nr. 3 Ferrum phos. D12 mehrmals täglich 2 Tabl. lutschen, zusätzlich Salbe Nr. 1 äußerlich

Harnröhre verengt

▶ Nr. 1 Calcium fluor. D12: morgens als „Heiße Eins" mit 5 Tabl., auch als Salbe zur Dehnung mit sauberen Fingern im Bereich der Harnröhre einmassieren

▶ Nr. 7 Magnesium phos. D6: als „Heiße

Sieben" zur Entspannung mit 5 bis 10 Tabl., evtl. auch Salbe Nr. 7 im Bereich der Blase zwischen Schamhaaransatz und Nabel einreiben

▶ Nr. 11 Silicea D12: abends als „Heiße Elf" mit 5 bis 10 Tabl., Salbe Nr. 11 abends im Bereich der Blase zwischen Schamhaaransatz und Nabel einreiben

Harnwege akut entzündet

▶ Nr. 3 Ferrum phos. D12: häufige Gabe von 1 bis 2 Tabl. alle 15 bis 30 Min.

▶ Nr. 8 Natrium chlor. D6: alle 2 Std. 2 Tabl.

▶ Bei Schmerzen: Nr. 7 Magnesium phos. D6 – als „Heiße Sieben" mit 5 bis 10 Tabl.

Harnwege chronisch entzündet
Täglich:

▶ Nr. 4 Kalium chlor. D6: vor- und nachmittags je zweimal 2 Tabl. lutschen

▶ Nr. 5 Kalium phos. D6: bis 15.00 Uhr dreimal 1 bis 2 Tabl. lutschen

Dazu im täglichen Wechsel (nur ein Salz pro Tag):

▶ Nr. 6 Kalium sulf. D6: abends als „Heiße Sechs" mit 3 bis 5 Tabl.

▶ Nr. 10 Natrium sulf. D6: mittags als „Heiße Zehn" mit 3 bis 5 Tabl.

▶ Nr. 12 Calcium sulf. D6: zu Beginn 1 bis 3 Tabl., später bis zu dreimal 2 Tabl. über den Tag verteilt lutschen

Absonderungen und Zungenbelag (vgl. hierzu das Grundlagenwerk „Die 12 Salze des Lebens") beachten.

Tipps: Sowohl die Füße als auch die Blasen- und Nierengegend warm halten, wärmende Kleidung, ansteigende Fußbäder mit Salbei- oder Rosmarin-Bad (z.B. Dr. Hauschka) und anschließende Einreibungen der Waden ab-

*wärts und der Füße mit Kupfer Salbe rot®
(Wala). Danach ab ins warme Bett.*

*Zusätzlich den „Nestputzer"-Tee (siehe
Seite 29) oder einen Blasen-Nieren-Tee (in
der Apotheke beraten lassen, Kontraindikationen berücksichtigen!) trinken.*

Gebärmutter

Blutungen andauernd (Arzt!)
▶ Nr. 1 Calcium fluor. D12: als Sofortmittel zur Stabilisierung der Blutgefäße alle
10 bis 20 Min. 1 Tabl. lutschen, bis Sie
beim Arzt sind

Gebärmuttersenkung, Gebärmutterverhärtung, Gebärmuttervorfall
▶ Nr. 1 Calcium fluor. D12: morgens als
„Heiße Eins" mit 5 Tabl.
▶ Nr. 11 Silicea D12: abends als „Heiße
Elf" mit 5 Tabl.
▶ Außerdem die Salben Nr. 1 (morgens)
und Nr. 11 (abends) auf den gesamten
unteren Rücken und auf dem Bereich
der Blase zwischen Schamhaaransatz
und Nabel auftragen

Gebärmutterentzündung
(Arzt konsultieren! Absonderungen beachten!)
▶ Allgemein – Nr. 3 Ferrum phos. D12: als
„Heiße Drei" mit 10 Tabl.
▶ Mit Blutfülle – Nr. 3 Ferrum phos. D12
und Nr. 7 Magnesium phos. D6: jeweils
als „Heiße X" mit 10 Tabl.
▶ Eitrig, ohne Abfluss – Nr. 9 Natrium
phos. D6 und Nr. 11 Silicea D12: im
stündlichen Wechsel je zweimal 2 Tabl.
lutschen
▶ Eitrig, mit Abfluss – Nr. 12 Calcium sulf.
D6 stündlich 2 Tabl. lutschen

▶ Mit Geschwulst – Nr. 4 Kalium chlor.
D6 stündlich zweimal 2 Tabl. lutschen

Beschwerden und Störungen der Sexualfunktion

Sexualität lustvoll genießen? Leider können
das viele Frauen nicht. Sexuelle Funktionsstörungen kommen vor allem bei Frauen
häufig vor. Trotzdem suchen nur wenige
von ihnen Hilfe durch eine Therapie. Vielen
Frauen ist es peinlich, über ihre fehlende
Lust zu sprechen, sie glauben auch nicht,
dass ihnen ein Therapeut oder Arzt helfen
kann. Oft führen sie ihre Probleme auf psychische oder partnerschaftliche Ursachen
zurück. Zu den psychischen Gründen zählt
z.B. die Vorstellung, nicht attraktiv zu sein
(ihr Schönheitsideal orientiert sich an Models oder Schauspielerinnen), aber auch
Missbrauchserfahrungen können dahinterstecken. Bei anderen Frauen sind körperliche Beschwerden die Ursache ihrer
„Unlust".

Ein internationaler, interdisziplinärer
Expertenausschuss unterteilte sexuelle
Funktionsstörungen 1998 in den USA in
vier Kategorien:
▶ Luststörungen
▶ Erregungsstörungen
▶ Orgasmusstörungen
▶ Schmerzen beim Geschlechtsverkehr

Luststörungen
Die häufigste Sexualstörung bei Frauen
ist fehlende Lust. Unter den Paaren, die
sich in Kinderwunsch-Behandlung befinden, klagen 59 Prozent der Frauen über
einen Mangel an sexueller Lust, von den
Männern sind es dagegen nur 16 Prozent.
In den 70er Jahren sah diese Statistik übrigens ganz anders aus, hier hatten nur acht

39

Prozent der Frauen und vier Prozent der Männer mit diesem Problem zu kämpfen.

Gründe für die Zunahme der Luststörungen sind einerseits in der Gesellschaft zu finden: Unsere moderne Lebensweise mit Stress, Zeit- und Leistungsdruck und fehlenden Ruhezeiten hemmt die natürliche Körperwahrnehmung und -empfindung.

Andererseits sind oft auch medizinische oder psychologische Gründe für die Probleme mit der Lust verantwortlich wie z. b. organische Störungen, Depressionen, Medikamentennebenwirkungen oder emotionale Belastungen. Durch schlechte Erfahrungen oder Kindheitstraumata (z. b. sexueller Missbrauch) kann eine regelrechte sexuelle Aversion entstehen.

Allgemeine Empfehlung:
- Nr. 5 Kalium phos. D6: bis 15.00 Uhr bis zu fünfmal 1 Tabl.
- Nr. 8 Natrium chlor. D6 bis 16.00 Uhr zweimal 2 Tabl.

Geschlechtstrieb vermindert, widerwillig:
- Nr. 1 Calcium fluor. D12: morgens als „Heiße Eins" mit 5 Tabl., fördert das Zusammenziehen der Blutgefäße im Genitalbereich
- Nr. 5 Kalium phos. D6: mittags als „Heiße Fünf" mit 3 bis 5 Tabl., wirkt nervenstärkend
- Nr. 8 Natrium chlor. D6: vormittags und nachmittags bis 16 Uhr je zweimal 2 Tabl. für den emotionalen Ausgleich

Bei Übersäuerung:
- Nr. 9 Natrium phos. D6: löst die Harnsäure morgens als „Heiße Neun" mit 5 Tabl.
- Nr. 10 Natrium phos. D6: für die Aus-

scheidung (Klärstrom) mittags als „Heiße Zehn" mit 5 Tabl.
- Nr. 11 Silicea D6 (Potenz beachten!): Bindet die Säure für die Ausscheidung abends – als „Heiße Elf" mit 5 Tabl.

Erregungsstörungen

Erregungsstörungen beziehen sich auf die körperliche Ebene – auf eine psychische Erregung erfolgt keine körperliche Reaktion. Die Scheide bleibt trocken, Klitoris und Schamlippen schwellen nur wenig oder gar nicht an, die Sensitivität der Brustwarzen wird nicht gesteigert. Für die fehlende Lubrikation der Vagina ist oft ein Hormonmangel verantwortlich. Außerdem finden sich häufig Durchblutungsstörungen im Bereich von Vagina und Klitoris.

- Nr. 7 Magnesium phos. D 6: als „Heiße Sieben" mit 5 bis 10 Tabl. über den Tag verteilt
- Bei trockener Scheide – Nr. 8 Natrium chlor. D 6: bis zu dreimal 2 Tabl., außerdem Salbe Nr. 8 im Scheidenbereich leicht einklopfen

Orgasmusstörungen

Von Orgasmusstörungen spricht man, wenn trotz starker Erregung kein oder nur ein verzögerter Orgasmus eintritt. Man unterscheidet zwischen primärer und sekundärer Orgasmusstörung: Wenn eine Frau in der Vergangenheit normale Orgasmen erlebt hat, kann eine sekundäre Orgasmusstörung als Folge von hormonellen Veränderungen, Operationen oder Medikamenten eintreten. Tritt die Störung nur beim Geschlechtsverkehr auf, könnten Ursachen wie Verkrampfung, Stress, emotionale Belastungen, Partnerschaftsprobleme und Ähnliches dafür verantwortlich sein. Hatte eine Frau jedoch niemals einen Orgasmus oder kann sie diesen auch nicht durch Masturbation erreichen, müssen emotionale Traumata oder aber Nervenverletzungen im Beckenbereich angenommen werden.

„Biochemische Energieschaukel":

- Nr. 2 Calcium phos. D6: morgens als „Heiße Zwei" mit 5 Tabl., zur allgemeinen Kräftigung
- Nr. 5 Kalium phos. D6: mittags als „Heiße Fünf" mit 3 bis 5 Tabl., wirkt nervenstärkend und aufbauend
- Nr. 7 Magnesium phos. D6: abends als „Heiße 7" mit 5 bis 10 Tabl., wirkt entspannend und regulierend für das vegetative Nervensystem
- Nr. 8 Natrium chlor. D6: bis 16.00 Uhr zweimal 2 Tabl., wirkt nervenstärkend und unterstützt die Zellneubildung

Bei Übersäuerung:

- Nr. 9 Natrium phos. D6: morgens als „Heiße Neun" mit 5 Tabl.
- Nr. 10 Natrium phos. D6: mittags als „Heiße Zehn" mit 5 Tabl.
- Nr. 11 Silicea D6 (Potenz beachten!): abends als „Heiße Elf" mit 5 Tabl.

Schmerzen beim Geschlechtsverkehr (Dyspaneurie)

Immer wieder auftretende, anhaltende Schmerzen beim Geschlechtsverkehr haben meist körperliche Ursachen. Brennenden Schmerzen liegt häufig eine Scheideninfektion durch Pilze, Herpesviren, Chlamydien oder Trichomonaden zugrunde, die mit Antimykotika, Virustatika oder Antibiotika behandelt werden sollte. Zur Entzündungshemmung empfehlen sich Spülungen mit Eichenrinden-

dekokt, Kamillensitzbäder oder spezielle Vaginaltabletten mit Döderlein-Bakterien (z.B. Doederlein med Vaginalkapseln®).

Daneben können für Dyspaneurie auch Veränderungen (z.b. nach einem gynäkologischen Eingriff) oder Erkrankungen (z.b. Myome, Gebärmuttersenkung) im kleinen Becken verantwortlich sein. Als besonders schmerzhaft, unter Umständen auch für den Partner, wird ein unwillkürlicher Krampf der Beckenbodenmuskulatur (Vaginismus) empfunden.

- Nr. 1 Calcium fluor. D12: bis zu fünfmal 1 Tabl. über den Tag verteilt einnehmen, außerdem Salbe Nr. 1 im Scheidenbereich leicht einklopfen; die Nr. 1 unterstützt das Dehnen und Zusammenziehen der Blutgefäße im Genitalbereich
- Nr. 7 Magnesium phos. D6: Zum Abbau der inneren Anspannung bis zu dreimal täglich als „Heiße Sieben" mit 5 ,7 oder 10 Tabl. (je nach innerer Anspannung, vor allem je länger die Anspannung zurückliegt, dann die Tablettenzahl erhöhen!)
- Nr. 8 Natrium chlor. D6: Für die Scheidenschleimhäute bis zu dreimal 2 Tabl. bis 16.00 Uhr; Salbe Nr. 8 äußerlich auf den Scheidenschleimhäuten sanft einmassieren

Tipp: Auf Tampons und Slipeinlagen verzichten.

Gegen beschleunigten Pulsschlag und Stoffwechsel:

- Nr. 3 Ferrum phos. D12: über den Tag verteilt bis zu fünfmal 2 Tabl. einnehmen

Bei Scheidenkrampf:

- Nr. 7 Magnesium phos. D6: sofort als „Heiße Sieben" mit 5 bis 10 Tabl.; bei Bedarf wiederholen

Fertilitätsstörungen

Synonyme: Unfruchtbarkeit, Sterilität, Zeugungsunfähigkeit, Infertilität.

Als Sterilität bezeichnet man das Ausbleiben einer Schwangerschaft über mindestens zwei Jahre, trotz regelmäßigen Geschlechtsverkehrs.

▶ Primäre Sterilität: Das Paar hat noch kein Kind gezeugt.

▶ Sekundäre Sterilität: Es gab bereits eine Schwangerschaft, es stellt sich aber keine weitere gewünschte Schwangerschaft ein.

▶ Infertilität: Hier kommt es zwar zur gewünschten Schwangerschaft, die Frau kann diese aber nicht austragen, es kommt zu wiederholten Fehlgeburten.

Laut Statistik ist ungefähr jedes zehnte Paar von unerfülltem Kinderwunsch betroffen. Hier stellt sich die Frage: Was tun? Bei etwa 40 Prozent der Paare werden Fruchtbarkeitsstörungen beim Mann, bei weiteren 40 Prozent bei der Frau und bei jedem fünften Paar bei beiden Partnern gefunden. In den meisten Fällen sind diese erworben; erbliche Störungen kommen nur selten vor.

Was auch immer an persönlichen Wünschen und Zielen hinter der ersehnten Schwangerschaft steht, ist doch die Tatsache, nicht schwanger zu werden, eine starke Belastung für Seele und Körper. Nicht jede Partnerschaft ist in der Lage, diese Anspannung zu verkraften. Vor allem der häufige Ärztewechsel, das Procedere der Untersuchungen, das Miteinanderschlafen nach Zeitplan usw. stellen eine immense Belastungsprobe für die Beziehung dar. Um einen wirksamen Weg zu finden, müssen wir die Ursachen der Kinderlosigkeit sehr sorgsam ermitteln. Beide Partner sollten hier mit einbezogen und untersucht werden.

Aus der Anamnese ergeben sich oft zurückliegende Erkrankungen wie etwa Vaginalinfektionen, wiederholte Blasenentzündungen oder Eileiterentzündungen (Adnexitis), die zu Verklebungen führten. Dies sind die oft tiefer liegenden Ursachen für einen nicht mehr durchgängigen Eileiter. Verstärkend kommt noch die Ernährung hinzu, die meist aus zu viel schleimlastiger Kost besteht. Dazu zählen vor allem die Mehlprodukte und das Zuviel an tierischem Eiweiß, was wiederum für Entzündungen sorgt und das Becken verschleimt und verklebt. Frage: „Wie sollen die Spermien hier durchkommen?"

Säulen der Behandlung von Fertilitätsstörungen in meiner Praxis:

1. Arzneien, Schüßler-Salze, Tees, Ernährungsumstellung
2. Manuelle Therapien wie Osteopathie, Schröpfkopfmassagen, blutiges bzw. trockenes Schröpfen, Moxabehandlungen (vor allem wenn Kälte und Erschöpfung vorherrschen), Infusionstherapien
3. Psychotherapeutische Arbeit, hier vor allem mit Visualisierungen, inneren Bildern, Affirmationen; den Partner mit in die Therapie einbeziehen, soweit die Bereitschaft besteht
4. Yoga

Schüßler-Salze bei Fertilitätsstörungen im Überblick

▶ Allgemein bei Fruchtbarkeitsstörung: Nr. 12 Calcium sulf. D12

▶ Wichtigstes Drüsenmittel, zur Neutralisation von Fremdstoffen: Nr. 4 Kalium chlor. D6

▶ Bei endokriner Drüsenstörung, Hypoplasie der Unterleibsorgane: Nr. 2 Calcium phos. D6

▶ Bei Blutverteilungsstörung (im Becken) mit Folgestörungen an Uterus oder Prostata: Nr. 3 Ferrum phos. D6

▶ Bei endokriner Minderleistung, sexueller Schwäche oder Übererregung und neurohormoneller Asthenie: Nr. 5 Kalium phos. D6

▶ Bei Störungen des Hypophyse-Hypothalamus-Regelkreises, neurohormoneller Diskrepanz, ausgeprägtem Prämenstruellem Syndrom (PMS), Dysmenorrhoe oder Stress: Nr. 7 Magnesium phos. D6

▶ Zur Stärkung von Spermien und Eierstöcken: Nr. 21 Zincum chlor. D6

Tipp: Bettenwechsel! Das Schlafen über Wasseradern verhindert ebenfalls das Einnisten des befruchteten Eis bzw. führt häufig in den ersten Schwangerschaftswochen zu Fehlgeburten. Oft erlebe ich, dass sich Schwangerschaften nur im Urlaub oder durch Bettwech-

---

Tee zur Erfüllung des Kinderwunsches

▶ 20 g Engelwurz
▶ 20 g Frauenmantelkraut
▶ 20 g Rosenblüten
▶ 20 g Himbeerblätter
▶ 20 g Kamillenblüten

½ Teelöffel auf eine große Tasse geben und mit kochendem Wasser überbrühen – offen ca. fünf Minuten ziehen lassen. Trinken Sie zwei bis drei Tassen täglich!

---

sel, z. B. im Gästezimmer, einstellen. Gut, jetzt werden Sie sagen, das war die Entspannung, da gebe ich Ihnen durchaus recht, noch viel mehr ist es jedoch der veränderte Bettplatz, der die Schwangerschaft ermöglicht hat.

Unfruchtbarkeit der Frau kann vielfältige Gründe haben: Neben hormonellen Problemen kann die Ursache für eine ausbleibende Schwangerschaft in den Eierstöcken oder Eileitern, in der Gebärmutter, am Gebärmutterhals, in der Vagina oder in der Psyche liegen.

Hormone

Eine meiner vornehmsten Aufgaben in der Praxis mit den Kinderwunschfrauen besteht darin, den Monatszyklus zu harmonisieren. Das betrifft sowohl Zyklusstörungen als auch Regelanomalien und das komplette Ausbleiben der Periode. Oftmals ist durch hormonelle Eingriffe der ganz persönliche Zyklus aus dem Ruder gelaufen. Eine Normalisierung der physiologischen und endokrinen Tätigkeit sollte erreicht werden. Wenn es gelingt, ein regelrechtes Zusammenspiel von Östrogen (Eireifung), Luteinisierungshormon (Eisprung), Follikelstimulierungshormon (Heranwachsen des Follikels) und Progesteron (Einnistung der Zelle) zu erreichen, dann kann eine Schwangerschaft eintreten. Vor einer Sterilitätsdiagnostik und anschließender schulmedizinischer Therapie lohnt es sich, zunächst einmal eine Zyklusanamnese durchzuführen. Diese kann bereits etwas Aufschluss geben. Hierbei wird u. a. abgefragt, ob der Zyklus verkürzt oder verlängert ist und ob es Schmier- oder Zwischenblutungen (häufig bedingt durch Eisenmangel) gegeben hat. Eine Basaltemperaturmessung über drei Monate kann wichtige Hinweise auf ein hormonelles Ungleichgewicht liefern. Hierzu wird täglich morgens vor dem Aufstehen die Körpertemperatur gemessen und in eine Kurve (es gibt hierzu Vordrucke) eingetragen. Normalerweise kommt es in der zweiten Zyklushälfte zu einem Temperaturanstieg um 0,5° C.

Die exakte Diagnose wird direkt über das Blut gestellt, welches auf bestimmte Hormone untersucht wird.

▷ Hirsutismus: Ein zu hoher Androgenspiegel kann zu einer Follikelreifestörung mit Entwicklung eines polyzystischen bzw. polyfollikulären Ovars führen, d.h. im Eierstock bilden sich mehrere (gutartige) Zysten, oft einhergehend mit der Bildung von (zu) vielen Eibläschen.

▷ Insulinresistenz: Eine diabetogene Stoffwechsellage kann Grund für eine ovarielle Funktionsstörung sein. Ich erkundige mich deshalb auch nach familiären Belastungen und fordere eine Blutzuckerbestimmung und eine Gewichtskontrolle an.

▷ Hyperprolaktinämie: Erhöhtes Prolaktin, ein Hypophysenhormon, das normalerweise für das Stillen benötigt wird, übt eine Stimulationshemmung auf den Eierstock aus und damit eine Unterdrückung des Eisprungs (deswegen auch das Märchen, man könnte während des Stillens nicht schwanger werden. Bitte nicht glauben, man kann!). Stress, starke körperliche Belastung oder Gewichtsschwankungen können zu einem Prolaktinanstieg führen. Schulmedizinisch kommen hier Prolaktinhemmer und Ovulationsauslöser zum Einsatz. Bei einer Überstimulation des Eierstocks besteht jedoch die Gefahr von Mehrlingsschwangerschaften.

▷ Überproduktion von Testosteron: wirkt sich hemmend auf die Fruchtbarkeit aus; hier können Medikamente, aber auch ein Tumor Auslöser sein.

Zur Regulierung des Hormonhaushalts

▷ Nr. 4 Kalium chlor. D6: vormittags und nachmittags je zweimal 2 Tabl. lutschen; wichtigstes Drüsenmittel, neutralisiert Fremdstoffe

▷ Nr. 6 Kalium sulf. D6: abends ein- bis zweimal 2 Tabl. lutschen; aktiviert den Stoffwechsel (intrazellulär)

▷ Nr. 7 Magnesium phos. D6: abends „Heiße Sieben" mit 5 bis 10 Tabl.; Nährsalz für das vegetative Nervensystem, entspannt

Eierstock

Bei einem Drittel der betroffenen Paare liegt die Ursachen für deren Unfruchtbarkeit im Ovar bzw. bei dessen Steuerung im Gehirn. Die Heranreifung bzw. der Sprung des Eis, Grundvoraussetzungen für eine Schwangerschaft, bleiben einfach aus. Ein Grund dafür kann Hormonmangel sein. In der Hirnanhangsdrüse werden zu wenige Hormone produziert, was dazu führt, dass kein Ei heranreift und springt. Hier wiederum kann massiver Stress, deutliches Untergewicht (Magersucht), Leistungssport, starke körperliche Belastung, aber auch eine Schädigung des Gehirns die Ursache sein. Auch das Ovar selbst kann geschädigt sein, z.B. durch genetische Störungen, Missbildungen, Bestrahlungen bzw. Chemotherapie aufgrund von Brustkrebs, Eierstockkrebs oder Ähnlichem.

Eileiter

Die Sterilitätsursache liegt hier in der Passagebehinderung des Eis auf seinem Weg durch den Eileiter zur Gebärmutter. Mögliche Gründe: zurückliegende Entzündungen z.B. Eileiterentzündungen, ausgelöst durch Kälte, aber auch Infektionen mit Chlamydien, den weltweit häufigsten Erregern solcher Entzündungen. Sie rufen nur geringe, unspezifische Beschwerden hervor, wobei die Infektion lange Zeit persistieren und zu einer Vernarbung der Tubenmukosa (Tubenschleim) führen kann. Das Ei wird dann nicht in Richtung Gebärmutter transportiert. Weiterhin sollte an versprengte Gebärmutterschleimhaut (Endometriose an Gebärmutter bzw. -hals) gedacht werden, die letztlich auch zu Verklebungen oder Vernarbungen innerhalb des Eileiters führen kann. Gesichert wird die Diagnose durch Kontrastmittel gestützte Röntgen- oder Ultraschalluntersuchung, per Farbstoff gestützte Bauchspiegelung oder durch eine Pertubation. Hierbei bläst man Kohlendioxid durch die Gebärmutter in die Eileiter, um deren Durchgängigkeit zu überprüfen. Nebenbefunde wie Myome, Vernarbungen oder Polypen können durch das Röntgenbild gleich mit gesichert werden. Schulmedizinisch kommt eine Lösung von Verklebungen per Bauchspiegelung oder eine operative Entfernung verschlossener Eileiterabschnitte zum Tragen. Ich arbeite bei entsprechendem Verdacht mit Ernährungsumstellung und den Salzen Nr. 1 Calcium fluor. D12, Nr. 4 Kalium chlor. D6 und Nr. 11 Silicea D12.

Die weitaus häufigsten Probleme bei der Einnistung des Eis entstehen jedoch durch immunologische Störungen des „embryomaternalen Dialogs".

Gerinnungsstörungen wie auch Autoimmunerkrankungen z.B. chronische Polyarthritis können die Einnistung ebenfalls gefährden.

Schulmedizinisch werden hormonelles Ungleichgewicht und Störungen der Eizellreifung mit Hormontherapie behandelt. Liegt dagegen eine verminderte therapieresistente Spermienqualität oder auch eine unklare Ursache vor, wird den Paaren häufig zu einer intrauterinen Insemination geraten. Der Erfolg beider Verfahren ist mit fünf bis zehn Prozent pro Behandlungsversuch eher bescheiden. Sind alle schulmedizinischen Möglichkeiten ausgeschöpft, wird dem betroffenen Paar zur künstlichen Befruchtung außerhalb des Mutterleibs, auch In-Vitro-Fertilisation genannt, geraten. Bei ca. 20 bis 25 Prozent pro Versuch kommt es dann zur ersehnten Schwangerschaft.

Bei verklebten Eileitern

Wenn sich der Verdacht auf verklebte Eileiter bestätigt hat:

▷ Nr. 6 Kalium sulf. D6: abends als „Heiße Sechs" mit 3 bis 5 Tabl. über mehrere Monate, außerdem Leberbereich und Unterleib abends mit Salbe Nr. 6 einreiben

Tipps: Regelmäßige Basenbäder; schleimlastige Ernährung reduzieren (v.a. abends), hierzu zählen auch Bananen, Reis und Kartoffeln.

Gebärmutter

Auch hier können Verklebungen, die nach Entzündungen oder durch eine Ausschabung entstanden sind, die mögliche Ursache für die Kinderlosigkeit darstellen. Die Folge: Eine Einnistung des Eis wird verhindert. Angeborene Fehlbildungen oder auch Myome in der Gebärmutter stellen oft ein Schwangerschaftshindernis dar. Per Ultraschall oder Bauchspiegelung wird die Diagnose der betroffenen Frau gesichert.

Die Entfernung der Verklebungen und des Myoms sowie die Korrektur möglicher Fehlbildungen erfolgen operativ.

Bei Gebärmuttervorfall

▶ Nr. I Calcium fluor. D12: morgens als „Heiße Eins" mit 5 Tabl.

▶ Nr. II Silicea D12: abends als „Heiße Elf" mit 5 Tabl.

▶ Salbenanwendung: Nr. I morgens und Nr. II abends auf den gesamten unteren Rücken und auf den Bereich zwischen Schamhaaransatz und Nabel einreiben

Gebärmutterhals (Zervix)

Der Spermienaufwärtsstrom kann nicht erfolgen. Auch hier sind wieder Vernarbungen, Verklebungen usw. die möglichen Ursachen.

In seltenen Fällen kommen Frauen in meine Praxis, deren Gebärmutterhals einen Schleim absondert, der die Spermien per Antikörper abfängt, sie haben eine Allergie gegen das Sperma ihres Mannes.

Östrogen, ein weibliches Hormon, bewirkt bei zu niedriger Konzentration Folgendes:

1. Der Schleim wird für die Spermien undurchdringbar.

2. Das Spermium kann das Ei schlechter durchdringen.

Eine Untersuchung des Gebärmutterhalsschleimes erfolgt z.B. durch den Kurzrok-Miller-Test. Sollte schulmedizinisch eine Antibiotikagabe (bei Entzündung) bzw. Östrogengabe (bei Schleimveränderung) keinen Erfolg erzielen, wird in der Regel zur intrauterinen Insemination – hier werden die männlichen Spermien direkt in die Gebärmutter eingebracht – geraten.

Spermaallergie

▶ Nr. 2 Calcium phos. D6: morgens als „Heiße Zwei" mit 5 Tabl. kauend trinken

▶ Nr. 3 Ferrum phos. D12: über den Tag verteilt dreimal 2 Tabl. lutschen

▶ Nr. 4 Kalium chlor. D6: vormittags und nachmittags je 2 Tabl. lutschen

▶ Nr. 8 Natrium chlor. D6: bis 16.00 Uhr zweimal 2 Tabl. lutschen

Eventuell können noch weitere Schüßler-Salze erforderlich sein, je nach Beschaffenheit der Absonderungen aus der Scheide (siehe Seite 35).

Vagina

Auch hier gibt es Passagehindernisse, ausgelöst durch Entzündungen oder angeborene Missbildungen, die für Spermien undurchdringbar sein können. Diese Hindernisse sind leicht feststellbar und werden entweder medikamentös bzw. operativ behandelt.

Weitere mögliche Ursachen für eine Unfruchtbarkeit:

▶ Schilddrüsenüberfunktion

▶ Schilddrüsenunterfunktion

▶ Diabetes mellitus

▶ Nebennierenrindenstörungen

▶ Schädigende Substanzen wie Alkohol, Nikotin, Drogen

Tipps für den Mann

Gesundheitspflege und Vorbeugung

Männer werden gemeinhin als das „starke Geschlecht" bezeichnet. Geht's um die Gesundheit, sind sie jedoch eher als schwach anzusehen. Männer geraten gerade im Hinblick auf einen Kinderwunsch gerne in den Hintergrund, weil sozusagen „Frauenkrankheiten" verstärkt in aller Munde sind. Mit Hilfe von Schüßler-Salzen, der richtigen Ernährung, moderatem Sport (im aeroben Bereich betrieben) und durch den Verzicht auf Alkohol kann sich jedoch auch ein Mann ganz bewusst auf die Vaterschaft vorbereiten.

Den Körper entlasten

Je weniger Belastungen ein werdender Vater zum Zeitpunkt der Zeugung ausgesetzt ist, desto besser für das werdende Leben.

Zur Entlastung:
- Vormittags und nachmittags: Nr. 8 Natrium chlor. D6 – je zweimal 2 Tabl. lutschen
- Mittags: Nr. 4 Kalium chlor. D6 – als „Heiße Vier" mit 3 bis 5 Tabl.
- Abends: im täglichen Wechsel Nr. 6 Kalium sulf. D6 und Nr. 10 Natrium sulf. D6 – als „Heiße Sechs" bzw. „Heiße Zehn" mit jeweils 3 bis 5 Tabl.

Tipps: Einläufe; auf Ernährung und ausreichende Trinkmenge achten; Leberwickel (siehe Seite 27) mit Salbe Nr. 6 und 10 im täglichen Wechsel (analog zur Salzeinnahme) bzw. abendliche Einreibung des rechten Rippenbogens mit Salbe Nr. 6 und 10 im täglichen Wechsel (analog zur Salzeinnahme); Basenbäder (z.B. nach Jentschura) oder ansteigende Fußbäder.

Allergien

Auch für den angehenden Vater wäre es lohnend, bei einer bestehenden Allergieveranlagung zunächst die Allergie zu behandeln, bevor er die geplante Vaterschaft angeht. Vgl. hierzu bitte die Ausführungen und Empfehlungen auf Seite 28.

Übersäuerung (harnsaure Diathese)

Darunter versteht man eine Stoffwechsellage, die mit der vermehrten Produktion von Harnsäure einhergeht. Wir sehen hier eine typisch männliche Erkrankung, der wir mit einer entsprechenden Behandlung Rechnung tragen sollten, weil daraus multiple Störungen wie z.B. Gelenkbeschwerden, Störungen im Verdauungssystem, Hauterkrankungen und vor allem auch Störungen im Herz-Kreislauf-System entstehen können. Außerdem geht der Mann „schneller an die Decke", weil er cholerisch reagiert.

Entsäuerungskonzept für den Mann:
- Morgens Nr. 9 Natrium phos. D6: als „Heiße Neun" mit 5 Tabl.
- Mittags Nr. 10 Natrium phos. D6: als „Heiße Zehn" mit 5 Tabl.

▶ Abends Nr. 11 Silicea D6 (Potenz beachten!): als „Heiße Elf" mit 5 Tabl.

▶ Nr. 8 Natrium chlor. D6 im Laufe des Tages zweimal 2 Tabl. bis 16.00 Uhr lutschen

▶ Außerdem Nr. 16 Lithium chlor. D6 – als Zwischenmittel zwei- bis dreimal pro Woche 2 Tabl. lutschen

Im Frühling und im Herbst jeweils kurmäßig bis zu sechs Wochen durchführen.

Tipps: Zweimal pro Woche Leberwickel (siehe Seite 27) mit Salbe Nr. 6 und 10 im Wechsel, außerdem jeden Abend Salbeneinreibungen mit den beiden Salben im täglichen Wechsel (gleiche Salbe wie beim Leberwickel verwenden). Rohkost und rohes Obst maximal bis 14 Uhr; auf tierisches Eiweiß sowie Kaffee, *Alkohol, Säfte und Früchtetees verzichten. Stress vermeiden, Sport in moderatem Maß betreiben, bis spätestens ca. 22.30 Uhr zu Bett gehen. Basenbäder (z.B. nach Jentschura), Basentee trinken.*

Basentee

▶ 50 g Fenchelsamen
▶ 50 g Königskerzenblüten
Bitte nicht vom Apotheker anstoßen lassen!
1 Teelöffel der Mischung im Mörser fein zerstoßen (im Papier-Teefilter), mit 1 Liter kochend heißem Wasser übergießen und acht Minuten offen ziehen lassen. Im Laufe des Tages trinken!

Hilfe bei Beschwerden und Fertilitätsstörungen

Die häufigste Ursache für die Zeugungsunfähigkeit des Mannes sind zu wenige gesunde, gut bewegliche Spermien. Richtwert für eine normale Spermaqualität: > 20 Millionen Spermien pro Milliliter Samenflüssigkeit, davon sollten ca. 50 Prozent gut und schnell beweglich sein. Wir wissen, dass Mumpserkrankungen in der Kindheit, Infektionen der Geschlechtsorgane, Hodenhochstand, Hormonstörungen oder eine Varikozele (Krampfader am Hodensack) zu einer verminderten Spermatogenese führen können.

Als vor Jahren die fieberhafte Suche nach Ursachen des Spermienrückgangs bei deutschen Männern begann, lautete eine mögliche Erklärung: testikuläre Überwärmung. Sie gilt als wichtigster fertilitätsmindernder Faktor. Dies kann bereits durch langes Sitzen in engen Hosen, durch die Sitzheizung im Auto oder durch den Gebrauch elektrischer Heizkissen bedingt sein. Aber auch tägliche, heiße Vollbäder und ausgedehnte Saunagänge werden für den Qualitätsverlust der Spermien verantwortlich gemacht. Über den Einfluss von Elektrosmog z.B. durch Handys auf die Spermienqualität wird kontrovers diskutiert. Ich persönlich lege meinen Patienten nahe, ihr eingeschaltetes Handy nicht in der Hosentasche bei sich zu tragen.

Schulmedizinisch werden Versuche mit dem männlichen Hormon Testosteron unternommen. Eventuell kommen auch Hormone, die direkt auf die Hypophyse (Hirnanhangsdrüse) durch indirekte Testosteronproduktion einwirken, zum Tragen.

Schutz vor Elektrosmog

▷ Nr. 2 Calcium phos. D6: jeden Morgen zweimal 2 Tabl.
▷ Nr. 4 Kalium chlor. D6: vormittags und nachmittags je 2 Tabl.

Tipps: Auf das Rauchen verzichten und Stressfaktoren so weit als möglich reduzieren.

Schüßler-Salze zur Steigerung der Fruchtbarkeit im Überblick

▷ Generelles Stärkungsmittel: Nr. 6 Kalium sulf. D6 – abends als „Heiße Sechs" mit 5 Tabl.
▷ Zur Stärkung der Spermien: Nr. 21 Zincum chlor. D6 – abends zweimal 2 Tabl. für einige Monate
▷ Zum Ausgleich von Stressfolgen: Nr. 7 Magnesium phos. D6 – abends als „Heiße Sieben" mit 5 bis 10 Tabl.
▷ Zur Unterstützung des Hypophyse-Hypothalamus-Regelkreises: Nr. 7 Magnesium phos. D6 – abends als „Heiße Sieben" mit 5 bis 10 Tabl.
▷ Bei endokriner Minderleistung: Nr. 5 Kalium phos. D6 – vormittags zweimal 2 Tabl.
▷ Bei Blutverteilungsstörung (im Becken) mit Folgestörungen an der Prostata: Nr. 3 Ferrum phos. D6 (Potenz beachten!) – bis zu viermal 2 Tabl. über den Tag verteilt

Siehe auch Tipps und Ernährungshinweise unter „Übersäuerung (harnsaure Diathese)", siehe Seite 47.

Fertilitätsstörungen beim Mann und ihre Behandlung

In den Praxen für Naturheilkunde werden die Themen rund um Beischlaf und Zeugung sicherlich in anderer Atmosphäre besprochen als beim Mediziner. Trotzdem gibt es auch hier Hürden zu überwinden, vor allem wenn ein Dreier-Gespräch zu führen ist und dabei mögliche Ursachen erörtert werden sollen. Aus der Statistik wissen wir heute, dass in etwa einem Drittel der Fälle von unerfülltem Kinderwunsch die Ursache beim Mann liegt. *Die Ursachen werden eingeteilt in:*

▷ Spermien-assoziiert
▷ Organisch
▷ Funktionell

Spermien-assoziierte Ursachen

Die einfachste Untersuchung, da wenig kompliziert und dennoch effektiv, ist eine Analyse des Ejakulats (Spermiogramm). Der Normalbefund heißt Normozoospermie. Dieser lässt erste Rückschlüsse auf Veränderungen zu.

Oligozoospermie (zu geringe Spermienkonzentration im Ejakulat)

▷ Nr. 2 Calcium phos. D6: morgens als „Heiße Zwei" mit 5 Tabl., bei endokriner Drüsenstörung
▷ Nr. 8 Natrium chlor. D6: vormittags und nachmittags bis 16 Uhr je zweimal 2 Tabl., aktiviert die Zellneubildung
▷ Nr. 6 Kalium sulf. D6: abends als „Heiße Sechs" mit 5 Tabl., aktiviert den Stoffwechsel (intrazellulär)
▷ Nr. 21 Zincum chlor. D6: abends zweimal 2 Tabl., stärkt die Spermien
▷ Außerdem Salbe Nr. 6 jeden Abend auf

den Oberbauch und den unteren Rücken einreiben

Asthenozoospermie (abnorme Beweglichkeit der Spermien)

▶ Nr. 1 Calcium fluor. D12 im monatlichen Wechsel mit D6: morgens als „Heiße Eins" mit 5 Tabl., fördert die Beweglichkeit der Spermien

▶ Nr. 4 Kalium chlor. D6: vormittags und nachmittags je 2 Tabl., wichtigstes Drüsenmittel

▶ Nr. 8 Natrium chlor. D6: bis 16 Uhr zweimal 2 Tabl., für den Nährstrom und die Zellneubildung

▶ Nr. 11 Silicea D12 im monatlichen Wechsel mit D6: abends als „Heiße Elf" mit 5 Tabl., fördert und neutralisiert die Beweglichkeit der Spermien

▶ Nr. 21 Zincum chlor. D6: abends zweimal 2 Tabl., stärkt die Spermien

▶ Nr. 7 Magnesium phos. D6: vor dem Schlafengehen als „Heiße Sieben" mit 5 bis 10 Tabl.

▶ Außerdem Salbe Nr. 10 jeden Abend auf den Oberbauch und auf den unteren Rücken einreiben

Teratozoospermie (abnorme Gestalt der Spermien)

▶ Nr. 2 Calcium phos. D6: morgens als „Heiße Zwei" mit 5 Tabl., bei endokriner Drüsenstörung

▶ Nr. 4 Kalium chlor. D6: vormittags und nachmittags je 2 Tabl., wichtigstes Drüsenmittel

▶ Nr. 10 Natrium sulf. D6: gegen 14 Uhr zweimal 2 Tabl., fördert die Ausscheidung

▶ Nr. 7 Magnesium phos. D6: abends als „Heiße Sieben" mit 5 bis 10 Tabl., Nährsalz für das vegetative Nervensystem und den Stoffwechsel

▶ Außerdem Salbe Nr. 10 jeden Abend auf den Oberbauch und unteren Rücken einreiben

OAT-Syndrom (alle drei oben genannten Abweichungen treten gleichzeitig auf)

In diesem Fall sollte jede der drei oben genannten Schüßler-Salz-Empfehlungen für jeweils sechs Wochen angewandt werden; dies bitte so lange, bis das Spermiogramm einen normalen Befund zeigt.

Azoospermie (keine Spermien im Ejakulat)

▶ Nr. 2 Calcium phos. D6: morgens als „Heiße Zwei" mit 5 Tabl., bei endokriner Drüsenstörung und Hypoplasie der Unterleibsorgane, unterstützt den Zellaufbau

▶ Nr. 3 Ferrum phos. D6 (Potenz beachten!): vormittags und nachmittags je zweimal 2 Tabl., bei Blutverteilungsstörung (im Becken) mit Folgestörungen an der Prostata

▶ Nr. 4 Kalium chlor. D6: vormittags und nachmittags je 2 Tabl., wichtigstes Drüsenmittel

▶ Nr. 8 Natrium chlor. D6: vormittags und nachmittags bis 16 Uhr je 2 Tabl., aktiviert die Zellneubildung

▶ Nr. 7 Magnesium phos. D6: abends als „Heiße Sieben" mit 5 bis 10 Tabl., bei neurohormoneller Diskrepanz, unterstützt den Hypophyse-Hypothalamus-Regelkreis

▶ Nr. 12 Calcium sulf. D12 (Potenz beachten!): abends 2 bis 4 Tabl. lutschen; gegen die Fruchtbarkeitsstörung

▶ Nr. 21 Zincum chlor. D6: als Zwischenmittel dreimal pro Woche 2 Tabl. am Abend lutschen

So lange, bis Spermien im Ejakulat nachweisbar sind.

Tipps: Schüßler-Salze im täglichen Wechsel nehmen, z.B. am ersten Tag zwei verschiedene Schüßler-Salze und am nächsten Tag die nächsten zwei usw., dann wieder von vorne beginnen.
Ernährung umstellen: kein tierisches Eiweiß; Rohkost, Alkohol, Genuss- und Suchtmittel reduzieren bzw. ganz meiden. Basenbäder (z.B. nach Jentschura), abends Einreibung in Form einer liegenden Acht über den Nieren mit Kupfer Salbe rot® (Wala).

Aspermie
(Ejakulat nicht vorhanden)

▶ Nr. 2 Calcium phos. D6: morgens als „Heiße Zwei" mit 5 Tabl., bei endokriner Drüsenstörung und Hypoplasie der Unterleibsorgane, unterstützt den Zellaufbau
▶ Nr. 4 Kalium chlor. D6: vormittags und nachmittags je 2 Tabl., wichtigstes Drüsenmittel
▶ Nr. 5 Kalium phos. D6: bis 15 Uhr zweimal 2 Tabl., bei endokriner Minderleistung
▶ Nr. 8 Natrium chlor. D6: vormittags und nachmittags je 2 Tabl., aktiviert die Zellneubildung
▶ Nr. 7 Magnesium phos. D6 und Nr. 11 Silicea D12: im täglichen Wechsel abends als heiße Trinklösung mit 5 bis 10 Tabl.: Nr. 7 bei nervaler und hormoneller Disharmonie unterstützt den Hypophyse-Hypothalamus-Regelkreis,
▶ Nr. 11 Silicea D12 zur Unterstützung des Bindegewebes
▶ Nr. 21 Zincum chlor. D6: als Zwischenmittel dreimal pro Woche 2 Tabl. am Abend lutschen.

So lange anwenden, bis ein Ejakulat nachweisbar ist, siehe auch Tipps unter „Azoospermie" (siehe Seite 50).

Organische Ursachen

Verletzungen, Entzündungen oder eine angeborene Missbildung der männlichen Geschlechtsorgane sowie der Harnröhre können die Spermienentwicklung beeinträchtigen und damit die Fruchtbarkeit des Mannes reduzieren. Sehr viel seltener findet sich eine Störung im Bereich des Spermientransports. Ursache hierfür könnten Operationen am Samenleiter oder wiederum Verletzungen und Infektionen sein. Eine oder mehrere Blockaden verhindern, dass die Spermien ins Ejakulat einwandern können. Durchlebte Vorerkrankungen wie z.B. Mumps sind bekanntermaßen auch oft für eine Fruchtbarkeitsreduzierung verantwortlich.

Verlagerungen des Hodens in die Bauchhöhle oder in den Leistenkanal beeinflussen die Samenqualität. Schädigende Noxen für die Fruchtbarkeit sind auf alle Fälle Nikotin, Drogen und Alkohol.

Missbildungen sollten, soweit möglich, operativ angegangen werden. Entzündungen müssen ausgeheilt werden, hier kann das Entzündungsschema nach Dr. Schüßler begleitend eingesetzt werden (siehe Seite 52).

Kommt es zu Erkrankungen der männlichen Geschlechtsorgane, so weist dies in erster Linie auf eine Disharmonie des Mondprinzips ☾ (Fertilität) und des Marsprinzips ♂ (Mannsein) hin.

Weiterhin sollten wir auch immer das Sonnenprinzip ☉ stärken: Gold (Sonne) fördert das Selbstbewusstsein, die Geist-Gemüt-Ebene und das Herz-Kreislauf-System. Erkrankungen des Herz-

Kreislauf-Systems stehen evtl. im Zusammenhang mit Funktionsstörungen der männlichen Geschlechtsorgane.

Das Sonnenprinzip wird unterstützt durch Schüßler-Salz Nr. 5 Kalium phos. D6, z. B. mittags als „Heiße Fünf" mit 5 Tabl.

Entzündungen allgemein (v. a. Harnröhrenentzündung und Entzündungen der männlichen Geschlechtsorgane)

▶ 1. Stadium (beginnende Entzündung, alles ist rot, evtl. überwärmt): Nr. 3 Ferrum phos. D12 – alle 5 Min. 1 Tabl.

▶ 2. Stadium (mit Schleimbildung): Nr. 4 Kalium chlor. D6 – stdl. 1 Tabl., evtl. öfter (Schleim auch aus der Harnröhre)

▶ 3. Stadium (chronisch): Nr. 6 Kalium sulf. D6 – alle 30 Min. 1 Tabl. zu Beginn

• Bei chronischer Entzündung mit Eiter, der nicht abfließt: Nr. 9 Natrium phos. D6 und Nr. 11 Silicea D12 – im Wechsel alle 2 Std. 1 Tabl. bis zur deutlichen Besserung, danach jeweils dreimal 2 Tabl. pro Tag

• Bei chronischer Entzündung mit Eiterbildung, der abfließt (neben schulmedizinischer Behandlung): Nr. 12 Calcium sulf. D6 – über den Tag verteilt drei- bis fünfmal 2 Tabl. lutschen

Außerdem:

▶ Bei Hautabschuppung: Nr. 6 Kalium sulf. D6 – über den Tag verteilt fünf- bis sechsmal 1 Tabl.

▶ Bei Schwellung: Nr. 4 Kalium chlor. D6 – über den Tag verteilt drei- bis fünfmal 2 Tabl.

Die Art der Entzündung berücksichtigen; vor allem Absonderungen beachten (siehe unten) und die Ernährung umstellen.

Verengte Harnröhre

▶ Nr. 1 Calcium fluor. D12: morgens als „Heiße Eins" mit 5 Tabl., auch als Salbe zur Dehnung mit sauberen Fingern am gesamten Glied und an der Eichel einmassieren

▶ Nr. 7 Magnesium phos. D6: als „Heiße Sieben" zur Entspannung mit 5 bis 10 Tabl., evtl. auch Salbe Nr. 7 im Bereich zwischen Schamhaaransatz und Nabel einreiben

▶ Nr. 11 Silicea D12: abends als „Heiße Elf" mit 5 bis 10 Tabl., außerdem Salbe Nr. 11 abends im Bereich zwischen Schamhaaransatz und Nabel einreiben

Absonderungen aus der Harnröhre (Arzt!)

▶ Weiß-flockig: Nr. 2 Calcium phos. D6 – über den Tag verteilt fünfmal 2 Tabl. lutschen

▶ Weißlich, mehlartig, dick: Nr. 4 Kalium chlor. D 6 – über den Tag verteilt fünfmal 2 Tabl. lutschen

▶ Stinkend, schmierig: Nr. 5 Kalium phos. D6 und Nr. 8 Natrium chlor. D 6 – bis 16.00 Uhr jeweils bis zu fünfmal 2 Tabl. lutschen

▶ Gelb-schleimig, käsiger Geruch: Nr. 6 Kalium sulf. D6 – über den Tag verteilt fünfmal 2 Tabl. lutschen

▶ Honiggelb, rahmartig: Nr. 9 Natrium phos. D6 – über den Tag verteilt fünfmal 2 Tabl. lutschen

▶ Eitrig: Nr. 9 Natrium phos. D6 und Nr. 11 Silicea D12 – dreimal täglich je 5 Tabl. mischen und als heiße Trinklösung zubereiten

Funktionelle Ursachen

Hier finden wir die Beeinträchtigung in der Funktion der männlichen Geschlechtsorgane. Diese kann körperliche Ursachen haben, aber auch psychische Konflikte stellen einen möglichen Auslöser dar.

Eichelentzündung (Balanitis)

Es schmerzt, es brennt und es findet sich eine Rötung an der Eichel mit Beteiligung der Vorhaut. Mögliche Ursachen sind z. b. eine mechanische Reibung beim Geschlechtsverkehr, aber auch durch Urinieren im Freien und eine evtl. Unterkühlung („Windtripper"). Bitte vom Arzt eine mögliche Infektion ausschließen lassen.

- Nr. 3 Ferrum phos. D12: alle 10 Min. 1 Tabl., nach spürbarer Besserung alle 2 Std. 1 Tabl., außerdem Salbe Nr. 3 an Eichel und Vorhaut vorsichtig auftragen

Erektionsstörungen

Bei sexueller Lust, aber ungenügender Erektion:

- Nr. 8 Natrium chloratum D6: bis 16 Uhr dreimal 2 Tabl lutschen, über mehrere Wochen

Empfehlungen zur Stärkung der Nerven siehe unten.

Tipp: Einreibungen am unteren Rücken, im Nierenbereich in Form einer liegenden Acht mit Kupfer Salbe rot® (Wala).

Samenergüsse unwillkürlich, vorzeitig

- Nr. 2 Calcium phos. D6: morgens und vormittags je zweimal 2 Tabl. lutschen, für den Eiweißhaushalt und zur Stärkung der Muskeln
- Nr. 5 Kalium phos. D6: mittags (vor 15 Uhr) als „Heiße Fünf" mit 3 bis 5 Tabl., zur Regeneration

- Nr. 8 Natrium chlor. D6: bis 16 Uhr zwei- bis dreimal 2 Tabl., aktiviert die Zellneubildung
- Nr. 11 Silicea D12: abends als „Heiße Elf" mit 5 bis 10 Tabl.

So lange anwenden, bis eine spürbare Besserung eingetreten ist.

Geschlechtstrieb vermindert, widerwillig

Für das Zusammenziehen der Blutgefäße im Genitalbereich:

- Nr. 1 Calcium fluor. D12 – morgens als „Heiße Eins" mit 5 Tabl., außerdem morgens Salbe Nr. 1 im gesamten unteren Rücken und Unterbauch einreiben

Zur Stärkung der Nerven:

- Nr. 5 Kalium phos. D6: mittags als „Heiße Fünf" mit 3 bis 5 Tabl.
- Nr. 14 Kalium bromatum D6: abends 3 Tabl. hintereinander lutschen

Für den emotionalen Ausgleich:

- Nr. 8 Natrium chlor. D6: bis 16 Uhr dreimal 2 Tabl.
- Nr. 11 Silicea D12 abends „Heiße Elf" mit 5 bis 10 Tabl.

Bei Übersäuerung:

- Morgens Nr. 9 Natrium phos. D6: als „Heiße Neun" mit 5 Tabl.
- Mittags Nr. 10 Natrium phos. D6: als „Heiße Zehn" mit 5 Tabl.
- Abends Nr. 11 Silicea D6 (Potenz beachten!): als „Heiße Elf" mit 5 Tabl.

- Außerdem abends die Salben Nr. 6 und 10 im täglichen Wechsel auf den Oberbauch auftragen

So lange anwenden, bis eine spürbare Besserung eingetreten ist.

Geschlechtstrieb krankhaft gesteigert
Zur Entspannung der Muskeln:
▶ Nr. 2 Calcium phos. D6: morgens als „Heiße Zwei" mit 5 bis 10 Tabl.

Für die Nerven:
▶ Nr. 5 Kalium phos. D6: mittags als „Heiße Fünf" mit 3 bis 5 Tabl.

Zur Entspannung:
▶ Nr. 7 Magnesium phos. D6: als „Heiße Sieben" mit 5 bis 10 Tabl.

Zum Ausgleich der Emotionen:
▶ Nr. 8 Natrium chlor. D6: bis 16 Uhr dreimal 2 Tabl. lutschen
▶ Evtl. noch zusätzlich (wenn Nr. 8 allein nicht ausreicht) Nr. 22 Calcium carb. D6

Bei Übersäuerung:
▶ Morgens Nr. 9 Natrium phos. D6: als „Heiße Neun" mit 5 Tabl.
▶ Mittags Nr. 10 Natrium phos. D 6: als „Heiße Zehn" mit 5 Tabl.
▶ Abends Nr. 11 Silicea D6 (Potenz beachten!): als „Heiße Elf" mit 5 Tabl.
▶ Außerdem abends die Salben Nr. 6 und 10 im täglichen Wechsel auf den Oberbauch auftragen
So lange anwenden, bis eine spürbare Besserung eingetreten ist.

Prostataentzündung
Im chronischen Fall:
Eine chronische Prostataentzündung verursacht eher unklare Beschwerden. Häufig sind aber Schmerzen in der Dammregion, begleitet von unterschiedlich starken Störungen in der Blasenentleerung und bei der Sexualfunktion.

Eine chronische, nicht bakterielle Prostatitis, bei der ebenfalls Schmerzen im Dammbereich mit Ausstrahlen in die Hoden bzw. in die Leistenregion bestehen, wird oft als „Prostatopathie" oder auch als „vegetatives Urogenitalsyndrom" bezeichnet.

Im täglichen Wechsel:
▶ Nr. 11 Silicea D12 über den Tag verteilt fünfmal 2 Tabl. lutschen
▶ Nr. 12 Calcium sulf. D6: über den Tag verteilt fünfmal 2 Tabl., aber bitte einschleichend beginnen mit einmal 2 Tabl., dann die Dosis jeden dritten Einnahmetag um 1 Tabl. steigern

Bei verstärktem nächtlichen Harndrang zusätzlich:
▶ Nr. 3 Ferrum phos. D12: abends und vor dem Schlafengehen je 2 Tabl. lutschen
▶ Außerdem können je nach Beschwerdebild Schüßler-Salze Nr. 1 (zur Entspannung) und 7 (gegen Schmerzen und zur Entspannung) mit Einreibungen der jeweiligen Salbe auf die Dammregion, den unteren Rücken und die Flanken sehr hilfreich sein

Im akuten Fall:
Bei einer akuten Prostataentzündung sollte unbedingt ein Arzt aufgesucht und eine Krankenhauseinweisung in Erwägung gezogen werden. Sie tritt oft in Verbindung mit einer Blasenentzündung auf.

Im stündlichen Wechsel:
▶ Nr. 3 Ferrum phos. D12: 1 bis 2 Tabl. lutschen
▶ Nr. 4 Kalium chlor. D6: 1 bis 2 Tabl. lutschen

Bei Übersäuerung zusätzlich:
- Nr. 9 Natrium phos. D6: morgens als „Heiße Neun" mit 5 Tabl.
- Nr. 10 Natrium sulf. D6: mittags als „Heiße Zehn" mit 5 Tabl.
- Nr. 11 Silicea D6 (Potenz beachten!): abends als „Heiße Elf" mit 5 Tabl.

Bei verstärktem nächtlichem Harndrang zusätzlich:
- Nr. 3 Ferrum phos. D12: abends und vor dem Schlafengehen je 2 Tabl. lutschen

Vergrößerte Prostata (Arzt!)
- Nr. 1 Calcium fluor. D12: über den Tag verteilt fünfmal 1 Tabl. lutschen; außerdem Salbe Nr. 1 auf den Unterleib auftragen

Kurmäßige Anwendung (frühzeitig beginnen, sofort nach einwandfreier Diagnose):
- Nr. 1 Calcium fluor. D12: morgens als „Heiße Eins" mit 5 Tabl.
- Nr. 7 Magnesium phos. D6: über den Tag fünfmal 2 Tabl. lutschen
- Nr. 10 Natrium sulf. D6: über den Tag dreimal 2 Tabl. lutschen

Tipps: Kürbiskerne knabbern, Ernährung beachten (strenges Alkoholverbot!), viel Bewegung an der frischen Luft, Atemgymnastik, kalte Füße vermeiden, Unterleib wärmen, Urin nicht zurückhalten (stets Entleerung versuchen), für täglichen Stuhlgang sorgen. Einreibungen über dem Nierenbereich in Form einer liegenden Acht mit Kupfer Salbe rot® (Wala), außerdem jeden Abend Einreibungen über dem Blasenbereich, darüber ein wärmendes Wolltuch legen.

Die psychische Belastung meistern

Kinder werden heute meist nach den Vorstellungen der Eltern geplant. Karriere, persönliche Ziele, Hausbau und dergleichen sind abgeschlossen oder zumindest auf den Weg gebracht. Krönung: das Wunschkind. Nun stellt es sich leider nicht prompt ein. Die Natur will nicht immer, wie der Kopf es will. Oft gilt es auch zu klären, ob beide Partner den gleichen innigen Wunsch nach einem Kind hegen – oder ob der eine Partner dem anderen nur den Gefallen tun möchte. Er steht dann nicht wirklich dahinter. Es eilt nicht, es wird schon werden, überlasse es dem Zufall usw. Diese Argumente höre ich immer wieder. Wann ist nun der richtige Zeitpunkt? Deswegen ist es wichtig, dass sich das Paar ausspricht, dass es auch Verletzungen des Partners, heimliche Wünsche und Ziele wahrnimmt, in Achtsamkeit, Wertschätzung und Geduld aneinander lernt.

Seelische Hintergründe

Viele meiner Patientinnen und Patienten stehen unter massivem Druck. Dieser kann aus ihnen selbst kommen, aber auch vom persönlichen Umfeld, von den Eltern und Schwiegereltern ausgehen, die endlich Großeltern werden möchten. Die Beziehung ist angespannt, die Nerven liegen blank. Nicht selten kommt es zu Essstörungen oder exzessiven Verhaltensweisen, um den psychischen Druck zu kompensieren. Es gilt zu klären, ob nicht seitens des Partners eine unbewusste Ablehnung der Schwangerschaft im Hintergrund steht und diese verhindert. Durch Gespräche mit meinen Patienten konnte ich auch erfahren, dass beispielsweise ein Mann gar nicht Vater werden wollte, weil er im Erwachsenenalter seinen Bruder verloren hatte. Er wollte kein Leben schenken, weil er sich nicht sicher war, ob es ihm nicht wieder genommen wird.

Unter Umständen erscheint einem die Aufgabe, die Verantwortung für ein Kind zu übernehmen, sehr schwierig, weil man selbst keine guten Erfahrungen machen durfte. Beispielsweise wurden im Elternhaus durch Scheidung, neue Eheschließung, Halbgeschwister usw. einfach derart negative Erfahrungen gesammelt, dass man diese einem eigenen Kind ersparen möchte. Nun erfährt die Partnerin vom Partner das erste Mal, was diesen wirklich bewegt. Das wird nicht selten als schockierend erlebt. Es wird wohl ein neuer Austausch gesucht werden müssen.

Auch das Stigma der Ausgrenzung innerhalb des Freundes- und Familienkrei-

---

Das Neue wagen

Der Wunsch, etwas zu ändern,
ist anfangs oft nur
ein unscheinbares Samenkorn.
Aber es liegen ungeahnte Kräfte
darin verborgen.
Lege es in die Erde der Zuversicht,
bewahre es vor
den Dornen des Alltags,
beschütze es vor
dem Wind der Gewohnheit,
dann wird es wachsen
und herrliche Blüten treiben.
Verfasser unbekannt

ses, weil noch kein Nachwuchs da ist, weil man nicht „empfangen" kann, weil die Qualität von Ei- oder Samenzelle zu „schlecht" ist etc. ist quälend und verletzend. Mein Credo: Es reicht eine Eizelle und ein Spermium! Das macht Mut und streichelt die Seele des Paares. Es ist wichtig, auch hier bewusst Pausen zu setzen, Druck zu nehmen, Entspannungen anzubieten und mit dem Paar zu erörtern, wobei es entspannen kann, z.B. bei Massagen, Bädern, Tanzen, Essen gehen, einem gemeinsamen Verwöhnwochenende, Urlaub und vielem mehr, damit sie sich wieder lustvoll begegnen können und nicht unter permanentem Zeugungsdruck stehen.

Durch Unfruchtbarkeit können auch Störungen im Sexualleben entstehen wie z.B. Vaginalkrämpfe (siehe Seite 41) beim Versuch der Penetration. Die starke psychische Belastung kann zum Ausbleiben der Menstruation (Amenorrhoe, siehe Seite 33) und zum Verhindern des Eisprungs (Anovulation) führen. Durch starke Schockerlebnisse kann die Frau auch in einen Zustand des Postklimakteriums versetzt werden. Auch dies habe ich in meiner Praxis schon erlebt. Hier ist es mir leider nicht gelungen, der Patientin so weit zu helfen, dass sich die Periode wieder eingestellt hat. Es blieb nur der Weg der Eispende, den das Paar dann gemeinschaftlich gegangen ist. Das Kind wird in Kürze geboren.

Oft stellen auch die bisherigen schulmedizinischen Behandlungen, denen sich die Frau schon vorher, teilweise über Jahre unterzogen hatte, eine schwere psychische Belastung dar, die nur schwer zu lösen ist. Oft brechen Aggressionen gegen den Partner aus, der dies eingefordert hat, und es fällt oft sehr schwer, zu verzeihen. Vorsicht ist vor allem geboten, wenn der vermeintliche Kinderwunsch in Wirklichkeit als Rettungsanker für eine schwer angeschlagene Partnerschaft dienen soll.

Eine psychotherapeutische Begleitung sollte auf alle Fälle in Erwägung gezogen werden.

Schüßler-Salze für die Nerven

Nervenschwäche
▶ Nr. 5 Kalium phos. D6 und Nr. 8 Natrium chlor. D6: bis 15 Uhr jeweils zwei- bis dreimal 2 Tabl.

Nerven gereizt, überempfindlich
▶ Nr. 9 Natrium phos. D6 und Nr. 11 Silicea D12: jeweils bis zu dreimal 2 Tabl. über den Tag verteilt einnehmen

Innere Unruhe
▶ Nr. 7 Magnesium phos. D6: über den Tag verteilt bis zu fünfmal 2 Tabl. lutschen oder mehrmals täglich als „Heiße Sieben" mit 5 Tabl.

Nervenschmerzen (Neuralgie)
▶ Nr. 9 Natrium phos. D6 und Nr. 11 Silicea D12: jeweils bis zu fünfmal 2 Tabl. täglich einnehmen
▶ Außerdem evtl. weitere Mittel je nach Symptom (z.B. „Heiße Sieben" bei wechselnden oder einschießenden Schmerzen)

Zur Beruhigung der Nerven
▶ Nr. 2 Calcium phos. D6: morgens als „Heiße Zwei" mit 5 bis 10 Tabl.

▶ Nr. 7 Magnesium phos. D6: abends als „Heiße Sieben" mit 5 bis 10 Tabl.

Zur Stärkung der Nerven

▶ Nr. 2 Calcium phos. D6: morgens als „Heiße Zwei" mit 5 bis 10 Tabl.

▶ Nr. 7 Magnesium phos. D6: abends als „Heiße Sieben" mit 5 bis 10 Tabl.

▶ Nr. 8 Natrium chlor. D6: bis 16.00 Uhr zweimal 2 Tabl.

Gedächtnisschwäche und Vergesslichkeit

▶ Nr. 5 Kalium phos. D6: morgens und mittags je zweimal 2 Tabl. oder als „Heiße Fünf" mit je 5 Tabl.

▶ Nr. 8 Natrium chlor. D6: bis 16.00 Uhr zweimal 2 Tabl.

Angstzustände

▶ Nr. 5 Kalium phos. D12: bis 15.00 Uhr mehrmals 1 Tabl., eventuell alle 30 Min. bis zur spürbaren Besserung

▶ Nr. 8 Natrium chlor. D6: bis 16.00 Uhr zweimal 2 Tabl.

Mit Blutdrang zum Kopf

▶ Nr. 3 Ferrum phos. D12: alle 15 bis 30 Min. 1 Tabl.

Des Menschen Seele
Gleicht dem Wasser:
Vom Himmel kommt es,
Zum Himmel steigt es,
Und wieder nieder
Zur Erde muß es,
Ewig wechselnd.
Aus „Gesang der Geister über
den Wassern" von
Johann Wolfgang v. Goethe

III. In der Schwangerschaft

Kommen Frauen mit dem Wunsch zu mir, ihre Schwangerschaft bestmöglich zu begleiten, dann ist das für mich eine ganz besonders große Freude. Zeigt es mir doch, dass hier eigenverantwortliche Frauen in die Praxis kommen, die bereit sind, sich voll und ganz auf die Schwangerschaft einzulassen.

Erstgebärende sind häufig unsicher und fühlen sich den physischen und psychischen Anforderungen erst einmal nicht gewachsen. Hier ist eine Begleitung seitens erfahrener Mütter, Schwiegermütter und Großmütter sehr wertvoll. Diese können aus ihrem reichen Erfahrungsschatz berichten und damit eine größtmögliche Stütze für die werdende Mutter sein. Sie spürt, dass sie nicht allein ist und dass es ähnliche oder sogar deckungsgleiche Erfahrungen unter Frauen verschiedener Generationen gibt. Meine Kompetenz stützt diese Erfahrungen in den meisten Fällen und ich kann in der einen oder anderen Situation zur Klärung beitragen, Fachwissen vermitteln und durch die Schwangerschaftsbegleitung präsent sein.

Pränatale Diagnostik

Beraten Sie sich bitte ausreichend und bleiben Sie ganz bei sich, wenn es um die Fragestellung genetischer Untersuchungen geht. Das Für und Wider ist abzuwägen. Hier sind viele Paare in einer Zwickmühle und wissen oft nicht ein noch aus. Vor allem ist der Konflikt groß, wenn sich die Partner in ihrer Sicht- und Vorgehensweise uneins sind. Wie gehen wir mit einem Befund um? Wie verarbeiten wir einen möglichen positiven Befund? Haben wir im Falle eines Falles Kraft, Ausdauer und das nötige Durchhaltevermögen? Fragen über Fragen. Hier bin auch ich sehr oft in die Entscheidungsfindung eingebunden; es ist eine der schwierigsten Fragestellungen überhaupt während der Begleitung Schwangerer.

Errechnung des voraussichtlichen Geburtstermins

Der voraussichtliche Entbindungstermin lässt sich anhand der so genannten „Naegele-Regel" errechnen:

Termin = Datum des 1. Tages der letzten Periode + 7 Tage − 3 Monate + 1 Jahr + x
(x ist dabei die Abweichung der individuellen Zykluslänge von einem 28-Tage-Zyklus.)

Die meisten Kinder werden in den zehn Tagen vor oder nach dem errechneten Termin geboren.

Erstes Trimenon:
1. bis 12. Schwangerschaftswoche

Entwicklung des Kindes

Etwa **zwei Stunden** nach dem Geschlechtsverkehr haben die Spermien das reife Ei erreicht. **Ein Tag** später beginnt bereits die Zellteilung. Die befruchtete Eizelle erreicht nach drei bis vier Tagen über den Eileiter die Gebärmutterschleimhaut und nistet sich dort ein. Embryo, Dottersack und Fruchtwasserhöhle sind vollkommen bedeckt. Ein Fibrinpfropfen verschließt die Öffnung zur Gebärmutter. Durch den sich jetzt bildenden Mutterkuchen kann der Embryo Sauerstoff und Nahrung aufnehmen.

Durch das Wachstum des Kopfes und der Gliedmaßen verändert sich das Aussehen des Embryos. Schon in der **fünften Schwangerschaftswoche** sind ein Kopf- und Schwanzteil zu erkennen.

Das vorher freiliegende Rückenmark verschließt sich und die ersten Blutzellen und -adern bilden sich. Das Herz ist rohrförmig angelegt und beginnt zu schlagen. Paddelförmige Knospen stellen die Anlagen zu Armen und Beinen dar.

In der **sechsten Schwangerschaftswoche** entwickeln sich Augen, Mund, Unterkiefer, Stimmbänder und sämtliche Organe. Das Darmsystem sowie Lunge, Leber, Bauchspeicheldrüse und Schilddrüse entstehen.

Ab der **siebten Woche** werden die großen Gelenke wie Schultern, Ellenbogen, Hüfte und Knie deutlich sichtbar.

In der **neunten Woche** beträgt die Sitzgröße vom Steißbein bis zum Kopf 17 bis 22 mm. Man kann bereits die Geschlechtsorgane erkennen.

In der elften Schwangerschaftswoche sind alle wichtigen Organe entwickelt und wachsen heran. Mit dem Ultraschall ist das Geschlecht des Kindes erkennbar.

Am **Ende des ersten Trimenons** kann das Kind saugen und Fruchtwasser schlucken. Die Insulinproduktion der kindlichen Bauchspeicheldrüse beginnt.

Hauptprobleme im ersten Trimenon

- Morgenübelkeit
- Schwangerschaftserbrechen
- Extrauteringravidität (Eizelle nistet sich außerhalb der Gebärmutter im Gewebe ein)
- Dunkle Hautpigmentierungen z.B. im Gesicht
- Schwangerschaftsstreifen im Bereich der Brust

Zweites Trimenon:
13. bis 26. Schwangerschaftswoche

Entwicklung des Kindes

In der **13. Schwangerschaftswoche** fängt der Fötus an, Daumen zu lutschen, er kann seinen Mund öffnen und schließen. Die äußeren Geschlechtsorgane sind voll entwickelt und eindeutig zu bestimmen.

In der **14. Woche** entwickeln sich Gesicht, Augen, Wangen, Nase, Ohren. Die ersten Haare wachsen. Die Nieren beginnen, Urin zu produzieren, die Eierstöcke der weiblichen Föten sind im Beckenbereich.

In der **15. Woche** können Arme bewegt und Händchen zu Fäusten geballt werden. Das Kind hat jetzt ein richtiges Gesicht. Der Such- und Saugreflex, den es nach der Geburt braucht, stellt sich bereits ein.

In der **16. Schwangerschaftswoche** ist es bereits 16 cm groß, Sitzhöhe 11,6 cm. Die Gebärmutter wiegt jetzt ca. 250 g, die Fruchtwassermenge beträgt ca. 250 ml. Der Fötus hat ausreichend Platz, um im Fruchtwasser zu schwimmen und seinen Knochen- und Muskelapparat zu trainieren. Die Fruchtwassermenge erhöht sich bis zum siebten Monat auf 800 ml bis 1 Liter.

In der **17. Woche** bildet sich eine wärmeregulierende Fettschicht an der Körperoberfläche des Ungeborenen. Es wachsen Finger- und Zehennägel.

In der **18. Woche** reagiert die Netzhaut in den Augen auf Licht. Im Darm sammelt sich der erste Stuhlgang an. Das Baby bewegt sich, liegt abwechselnd mit dem Kopf nach unten oder oben

– eine Bewegung, die sein Gehirn stimuliert. In der 19. **Schwangerschaftswoche** bildet die Haut eine schützende Wachsschicht. In der 20. **Woche** spüren einige Schwangere ihr Kind, besonders Zweit- und Drittgebärende. Nun entwickelt das Baby seinen eigenen Schlaf- und Wachrhythmus. Ab der 21. **Woche** nimmt das Baby rasch an Gewicht zu. Im Innenohr ist nun das Gleichgewichtsorgan voll ausgebildet und das Baby kann seine Position im Raum wahrnehmen. Es geht nun mit seinen Händchen auf Entdeckungsreise. Ab dem sechsten Monat kann es allmählich Geräusche hören. In der 22. **Schwangerschaftswoche** unterscheidet es diese Geräusche bereits, es kann fühlen und hören. Die Umwelt wird zunehmend bewusst. Würde Ihr Kind in der 23. **Schwangerschaftswoche** geboren, hätte es allerdings geringe Chancen zu überleben. Ab der 24. **Woche** nimmt das Kind etwa 85 g pro Woche zu. Es ist ca. 30 cm lang und nimmt schon viel Raum ein. Es kann sich setzen, die Arme verschränken und die Knie hochziehen. In der 26. **Woche** kann das Kind die Augen öffnen und schließen.

Hauptprobleme im zweiten Trimenon
• Späte Fehlgeburten
• Frühgeburten

Drittes Trimenon:
27. bis 40. Schwangerschaftswoche

Entwicklung des Kindes
In der 27. **Woche** wiegt das Baby ca. 1000 g. Spätestens jetzt öffnen sich die Augen. Über die Plazenta erhält es Abwehrstoffe aus dem mütterlichen Blut, diese bleiben auch noch nach der Geburt eine Zeitlang im Blut („Nestschutz"). Beim Stillen erhält das Kind übrigens ebenfalls Abwehrstoffe. Ca. 35 cm groß ist das Baby in der 28. **Woche** und hat jetzt etwa ein Drittel seines Geburts-

gewichts. Es hat schon lange Kopfhaare und im Zahnfleisch haben sich die Milchzähne gebildet. In der 29. **Woche** wird es allmählich eng in der Gebärmutter. Jetzt lernt das Kind, seine Bewegungen zu koordinieren. 30. **Schwangerschaftswoche:** Geschmacks- und Schmerzempfindung sind voll ausgebildet. Die Hoden der männlichen Kinder haben sich in die Leisten verlagert, in der 32. Woche wandern sie in den Hodensack. In der 31. **Woche** sind die Augen des Babys ganz geöffnet, es kann hell und dunkel unterscheiden. 34. **Schwangerschaftswoche:** Ab jetzt würde ein gesundes Baby im Falle einer frühzeitigen Geburt ohne Komplikationen weiterleben, für die werdende Mutter beginnt der „Mutterschutz". In der 36. **Woche** kann die Mutter das Zusammenziehen der Gebärmutter spüren, die so genannten vorgeburtlichen „Übungswehen". In der 38. **Woche** nimmt das Kind die Geburtslage ein, meist mit dem Kopf nach unten. Drei bis vier Prozent der Kinder kommen in Steißlage, mit den Beinen voraus, zur Welt. Durchschnittlich eins von sieben Kindern wird durch Kaiserschnitt geboren. Der Zeitpunkt der Geburt ist idealerweise die 40. **Schwangerschaftswoche.** Die Nabelschnur ist ca. 50 cm lang. Mit dem Einsetzen regelmäßiger Wehen beginnt die Geburt und die Schwangere sollte ihre Geburtsklinik aufsuchen oder die Hebamme rufen.

Hauptprobleme im dritten Trimenon
• Schwangerschaftsbedingter Bluthochdruck
• Frühgeburten
• Plazenta-Komplikationen
• Beschwerlich für die Mütter: Viele haben Sodbrennen, der dicke Bauch stört beim Arbeiten, Schlafen, Sitzen und Laufen, der Körperschwerpunkt ist nach vorn verlagert
• Erhöhte Beanspruchung von Wirbelsäule, Muskeln und Bändern der Mutter
• Leistungsfähigkeit der Mutter ist vermindert
• Erhöhte Unfallgefährdung
• Schwangerschaftsstreifen im Bauchbereich

Gesundheitspflege und Vorbeugung

Nehmen wir uns doch die gute alte Faustregel zu Herzen, wonach die Lebensweise von Mutter und Kind gesund und maßhaltend sein sollte. Ausgewogene Ernährung und ein regelmäßiger Tages- und Lebensrhythmus sind die besten Voraussetzungen für das Wohlergehen von Mutter und Kind. Schwangerschaft ist keine Krankheit, sondern ein Zustand, sagt der Volksmund. Im Grunde gehen wir ja immer von einem gesunden, normalen Schwangerschaftsverlauf aus.

Allgemeine Empfehlungen

Verläuft die Schwangerschaft komplikationslos, dann können Sie im Großen und Ganzen so leben, wie Sie es gewohnt sind. Allerdings sollten Sie nichts Schweres heben, übermäßiges Bücken und Strecken vermeiden, im ersten und dritten Trimenon nicht fliegen, nicht extrem bergsteigen (erlaubt: gemütliches Bergwandern) oder Fahrrad fahren wie Mountainbiking u.a.

Meine beste Freundin hat in den letzten Schwangerschaftswochen noch ihre Küche renoviert und Schränke ausgewaschen und dadurch frühzeitige Wehen ausgelöst, mit dem Ergebnis, dass ihre Tochter drei Wochen früher zur Welt kam. Jede Schwangere hat eine individuelle Leistungsgrenze, die es zu erfahren gilt – Sie sollten also sehr genau auf Ihren Körper hören und sorgfältig abwägen, welchen Aktivitäten Sie nachgehen wollen oder müssen.

Kleidung

Die Kleidung sollte bequem sein und den zunehmenden Umfang nicht einengen. Um den Rücken nicht weiter zu belasten, sollten Sie auf hohe Absätze verzichten.

Medikamente

Generell sind Medikamente in der Schwangerschaft nur nach Rücksprache mit dem behandelnden Arzt, der Hebamme oder dem Heilpraktiker einzunehmen.

Beruf

Die meisten Berufe können problemlos auch während einer Schwangerschaft ausgeübt werden, allerdings hat der Arbeitgeber sich nach den Richtlinien des Mutterschutzgesetzes zu richten. Falls Sie sich unsicher sind, nehmen Sie bitte Einblick in die Richtlinien des Mutterschutzgesetzes, das jeder Arbeitgeber zur Einsicht bereithält. So sind Arbeiten mit Strahlen z.B. Röntgen, Verabreichung von Zytostatika, schweres Heben und Tragen (Postzustellerin) u. Ä. nicht erlaubt. Sie werden dann eine entsprechend andere Aufgabe übernehmen dürfen. Das Kündigungsrecht seitens des Arbeitgebers ist zu Ihrem Schutz stark eingeschränkt. Holen Sie zur Not den Rat eines Fachmanns für Arbeitsrecht ein.

Reisen

Grundsätzlich müssen Sie nicht auf Ihren Urlaub verzichten. Der ideale Zeitraum für eine Reise ist das zweite Schwangerschaftsdrittel, da in diesen Wochen mit den wenigsten Komplikationen zu rechnen ist. Eventuell ist es ratsam, mit dem Zug zu verreisen, wenn längere Strecken zu überwinden sind; langes Sitzen im Auto wird oft als beschwerlich empfunden. Flüge sind mit Strahlenbelastungen verbunden; hier würde ich mich auf so wenig Flugreisen wie möglich beschränken. Ihr Frauenarzt bzw. das Reisebüro werden Ihnen kompetent zur Seite stehen.

Reiseübelkeit

Im viertelstündlichen Wechsel:
- Nr. 3 Ferrum phos. D 12: 2 Tabl. lutschen
- Nr. 5 Kalium phos. D6: I Tabl. lutschen

Reiseübelkeit mit Brechreiz

im Wechsel:
- Nr. 4 Kalium chlor. D6: 2 Tabl. lutschen
- Nr. 8 Natrium chlor. D6: 2 Tabl. luschen

Nerven- oder Muskelschmerzen

Nerven- oder Muskelschmerzen durch lange Auto- oder Busfahrten, eine unglückliche Drehung oder durch Zugluft können so manchen Urlaubs- oder Reisetag verderben.

- Nr. 5 Kalium chlor. D6: im Akutfall alle 2 Std. 2 Tabl. lutschen
- Nr. 7 Magnesium phos. D6: mehrmals täglich als „Heiße Sieben" mit 5 bis 6 Tabl.
- Außerdem Salbe Nr. 7 auf die schmerzenden Stellen auftragen

Sexualität

Die Lust auf sexuelle Liebe ist in der Schwangerschaft sehr unterschiedlich ausgeprägt. Bei einer normal verlaufenden Schwangerschaft ist gegen sexuelle Aktivität nichts einzuwenden. Treten jedoch Komplikationen auf, z. B. Vaginalblutungen, dann bitte unbedingt auf Geschlechtsverkehr verzichten und zunächst mit dem Arzt Rücksprache halten. In den zwei Wochen vor dem Entbindungstermin kann Sexualverkehr die Geburt vorzeitig einleiten.

Sport

Auch in der Schwangerschaft ist es lohnend, sich sportlich zu betätigen; meine Empfehlung wären täglich mindestens 20 bis 30 Minuten Bewegung. Ausgleichssport, den Sie bereits vor der Schwangerschaft ausgeübt haben, können Sie weitermachen. Reiten, Tennis, Squash und sämtliche Sportarten, die zu starken Erschütterungen führen, sollten jedoch vermieden werden. Extremes Bergsteigen oder Fliegen sind ebenfalls für eine Schwangerschaft nicht dienlich. Mit einer neuen Sportart sollten Sie jetzt nicht beginnen. Sanftes Radfahren, Schwimmen, Waldlauf, Wandern, Gymnastik und Yoga sind für die Schwangerschaft und deren Verlauf mehr als förderlich.

Spezielle Schwangerschaftsgymnastik und -yoga werden als Kurse zur Geburtsvorbereitung angeboten und sollten genutzt werden. Bewahren Sie sich stets Kraftreserven, gehen Sie nicht bis an Ihre Erschöpfungsgrenze.

Geburts-vorbereitungskurse

Hebammen, Krankenhäuser und Familienbildungsstätten bieten Geburtsvorbereitungskurse an. Diese sind ab der 25. bis 31. Schwangerschaftswoche sehr zu empfehlen. In diesen Kursen lernen die Schwangeren, ihr Selbstvertrauen zu stärken und sich auf die Geburt einzustimmen, indem wertvolle Tipps für das Verhalten während der Geburt vermittelt werden. Das Wichtigste sind die Gymnastik und die Atemübungen, durch die Sie lernen, den Wehenschmerz zu veratmen. Außerdem üben Sie dort entspannende, schmerz- und geburtserleichternde Körperhaltungen und -stellungen.

Ernährung

Die Ernährung sollte auf ein ausgewogenes Verhältnis zwischen Obst, Gemüse, Vollkorn- und Milchprodukten ausgerichtet sein. Qualität und Herkunft der Lebensmittel spielen eine sehr große Rolle, ebenso die Uhrzeiten der Nahrungsaufnahme und deren Zubereitung (siehe auch mein Buch „Deine Nahrung sei dein Heilmittel. Ernährung im Biorhythmus", Mankau Verlag).

Gerade jetzt sollten Sie ausreichend Milch und Milchprodukte zu sich nehmen, wenig Hart- und Schnittkäse, und alles am besten aus biologischer Herkunft. Sollte eine Allergie gegen tierisches Eiweiß bestehen, so bieten auch Blatt- und Wurzelgemüse ausreichend Calcium an. Die Auswahl von Gemüse und Obst sollte sich an den Jahres- und Tageszeiten orientieren. In der Schwangerschaft kann durchaus ein- bis zweimal pro Woche Kaltwasserfisch z.B. Makrele, Wildlachs oder Hering gegessen werden. Die darin enthaltenen Omega-3-Fettsäuren sind nach neuesten Studien förderlich für die Entwicklung des kindlichen Gehirns und stärken das Sehvermögen.

Tipps zum Schutz vor Toxoplasmose:
Wegen der Gefahr einer Toxoplasmoseinfektion sollten Sie den Verzehr von rohem Hackfleisch, Eis aus Milch und Eiern, Rohmilchkäse und nicht durchgebratenem Fleisch wie z.B. Steaks und Roastbeef in der Schwangerschaft vollkommen einstellen. Bei der Zubereitung von Hackfleischgerichten müssen Sie die Hygienerichtlinien strengstens beachten und großen Wert auf die Durchgarzeit legen.

Kalorienbedarf

Der Kalorienbedarf in der Schwangerschaft ist nur wenig erhöht, daher ist die alte Volksweisheit „Essen für zwei" nicht haltbar. Ein Mehr von ca. 300 kcal täglich reicht völlig aus; diese Kalorienmenge wird bereits durch eine Scheibe Vollkornbrot oder einen Getreidebrei mit Obst abgedeckt. Sicherlich wird sich ein individuelles Essensbedürfnis einstellen.

Eine Diät in Form von Abmagerungskuren ist grundsätzlich während Schwangerschaft und Stillzeit nicht erlaubt. Die Gefahr kindlicher Unterversorgung ist groß, zudem können Schadstoffe, die in Ihrem Fett gespeichert sind, freigesetzt werden und das Kind zusätzlich belasten. So ist z. B. Amalgam (aus Zahnfüllungen) plazentagängig und könnte beim Fasten in den kindlichen Blutkreislauf übergehen.

Vegetarische Ernährung

Eine vegetarische Ernährung während der Schwangerschaft ist bei sorgfältiger Auswahl der Nahrungsmittel durchaus denkbar. Wichtig ist, dass Sie vermehrt Milch, Milch- oder Sojaprodukte, Eier, Obst (wie Erdbeeren und Johannisbeeren), Gemüse (z. B. rote Beete, Feldsalat, Spinat, Wirsing, Karotten) und geschrotetes Vollkorngetreide (wie Roggen, Haferflocken, Hirse) zu sich nehmen. Leider erhöht sich dabei die Gefahr einer Eisenmangelanämie (siehe Seite 68). Die Unterstützung durch entsprechende Schüßler-Salze wäre hier sinnvoll.

Genussmittel

Koffein

Hierzu zählen Kaffee, schwarzer Tee und Cola-Getränke bzw. alle Getränke, die in irgendeiner Form Koffein enthalten. Koffein ist ein Eisenräuber, daher sollten Sie Ihren Koffeinkonsum unbedingt einschränken. Wenn es Ihnen sehr wichtig ist, können Sie ein bis zwei Tassen Kaffee oder schwarzen Tee trinken, aber mehr bitte nicht. Auf Cola-Getränke sollten Sie jetzt lieber ganz verzichten.

Alkohol

Alkohol ist absolut tabu, besonders in der Frühschwangerschaft. Schon eine Menge von ca. 60 g Alkohol in der Woche (das sind 100 ml Wein oder 200 ml Bier pro Tag) kann das typische embryofetale Alkoholsyndrom auslösen. Auch Fehl- und Frühgeburtsraten werden gesteigert. Geringere Dosen von Alkohol schließen dieses Risiko nicht aus.

Alkohol, welcher noch vor Bekanntwerden / Erkennen der Schwangerschaft getrunken wurde, macht hingegen nichts aus. Hier gilt das bekannte „Alles-oder-Nichts"-Prinzip: Entweder die Frucht nistet sich ein und gedeiht oder es entsteht gar nichts.

Rauchen

Das Rauchen sollten Sie am besten schon bei Kinderwunsch, spätestens jedoch mit Bekanntwerden der Schwangerschaft einstellen. Auch hier wissen wir, dass aktiver und passiver Tabakkonsum zu einer erhöhten Frühgeburtsrate führt. Was geschieht beim Rauchen? Jeder Zigarettenzug verengt die Blutgefäße, die zur Plazenta ziehen und das Kind mit Sauerstoff versorgen. Kinder von Raucherinnen sind häufig untergewichtig und anfällig für Atemwegserkrankungen und starke Neugeborenen-Gelbsucht.

Schüßler-Salz für den Rauchverzicht:
▶ Nr. 7 Magnesium phos. D6: mehrmals täglich 2 Tabl. lutschen; Grundmittel aller Süchte
Bei Verlangen nach einer Zigarette:
▶ Nr. 7 Magnesium phos. D3 (Potenz beachten!) – jeweils 1 Tabl. lutschen; so oft wiederholen, bis das Verlangen nachlässt
Vor dem Schlafengehen:
▶ Nr. 11 Silicea D12 als „Heiße Elf" mit 5 bis 10 Tabl.; zur Nervenberuhigung und zur Lymphreinigung

▶ Salbe Nr. 6 und 10 im täglichen Wechsel abends auf dem Oberbauch einreiben

Drogen

Drogen stellen in der Schwangerschaft eine ganz besondere Herausforderung dar. Sie dürfen aufgrund der Entzugserscheinungen keinesfalls abgesetzt werden. Die Möglichkeit einer Aufnahme in ein Methadonprogramm mit Hilfe des Arztes ist dringend zu empfehlen, damit wenigstens Opiat-Drogen, z.B. Heroin, nicht verabreicht werden.

Wichtige Vitamine und Mineralstoffe

Während der Schwangerschaft ist Ihr Mineralstoffhaushalt stark gefordert, der Bedarf an Vitaminen, Mineralstoffen und Spurenelementen, v.a. an Folsäure, Eisen, Jod (in achtsamer Zufuhr und aus natürlichen Quellen, z.B. aus Seefisch,), Calcium und Magnesium ist deutlich erhöht. Bei untergewichtigen, stark übergewichtigen Frauen oder Frauen mit extremem Genussmittelkonsum muss – vor allem wenn diese Frauen zu Komplikationen in der Schwangerschaft neigen, z.B. weil sie bereits eine Frühgeburt hatten – auf alle Fälle mit einem erhöhten Nährstoffbedarf gerechnet werden. Finden sich im mütterlichen Blut nicht ausreichend Mineralstoffe, dann werden die Speicher geplündert. Ob ich mich für eine Substitution von Nährstoffen entscheide, sehe ich im Einzelfall bei meinen Patientinnen.

> **Vorsicht bei Vitamin-A-Präparaten!**
> Vitaminpräparate, vor allem Vitamin-A-haltige, sollten immer nur nach Rücksprache mit einer Fachkompetenz eingenommen werden. Ein Zuviel an synthetischem Vitamin A kann fruchtschädigend wirken (natürliches Vitamin A, z.B. aus Karotten, ist dagegen unbedenklich).

Die wichtigsten B-Vitamine

Folsäure (auch: Vitamin B 9)

Folsäure ist als Co-Faktor an zahlreichen Stoffwechselvorgängen beteiligt, besonders wichtig ist es für den Nukleinsäurestoffwechsel. Außerdem spielt sie eine entscheidende Rolle bei der Vermehrung von Zellen, die einer hohen Teilungsrate unterliegen wie z.B. die blutbildenden Zellen. Zu den Folsäureaktivitäten gehören die fetale Entwicklung, der Stoffwechsel von Neurotransmittern und der Abbau von Homocystein.

Der Folsäurebedarf ist vor allem in den ersten Schwangerschaftswochen erhöht, allerdings sollte Folsäure bereits vor der Zeugung in ausreichender Menge vorhanden sein, um einen Neuralrohrdefekt (Spina bifida) zu verhindern. Eine Zufuhr während der ersten Wochen macht dennoch Sinn, Sie minimieren dadurch die Gefahr einer Fehl- und Frühgeburt sowie das Risiko einer Plazentaablösung und von Entwicklungsstörungen im zentralen und peripheren Nervensystem.

Neben dem bereits erwähnten Neuralrohrdefekt beim Neugeborenen kann ein Mangel an Folsäure auch bei Ihnen zu bestimmten Symptomen führen wie Blässe, Schwäche, Vergesslichkeit, depressive Verstimmungen und Reizbarkeit, Hautentzündungen und Haarausfall.

Um einem Folsäuremangel vorzubeugen, sollten Sie sich bewusst folsäurereich ernähren. Zu den folsäurereichen Nahrungsmitteln zählen: Spinat, Brokkoli, Fenchel, Rote Bete, Spargel, Blattgemüse, Salat, Sojabohnen, Hülsenfrüchte, geschrotete Vollkornprodukte.

Als Prophylaxe (auch schon vor Eintreten der Schwangerschaft) täglich 0,4 mg bis mindestens zur 14. Schwangerschaftswoche einnehmen. Lassen Sie sich hier ein gutes Präparat, am besten in Verbindung mit den anderen B-Vitaminen, Mineralien- und Spurenelementen (siehe unten), in der Apotheke empfehlen. Achten Sie auf jodfreie Präparate, vor allem dann, wenn Sie wissen, dass Sie eine Hashimoto-Erkrankung an der Schilddrüse haben oder eine Ihnen bekannte Jodallergie vorliegen sollte.

Vitamin B1 (Thiamin)

Vitamin B1 spielt eine wichtige Rolle im Kohlenhydratstoffwechsel und greift in den Aminosäuren- und Fettstoffwechsel, in die Nukleotidbiosynthese und in den Neurotransmitterstoffwechsel ein. Reich an Vitamin B1 sind beispielsweise Bierhefe, Para- und Erdnüsse, Zucchini, Fenchel, Erbsen, Sojabohnen und Schweinefleisch.

Die Deutsche Gesellschaft für Ernährung (DGE) empfiehlt für Erwachsene eine tägliche Zufuhr von 1,0 bis 1,3 mg Thiamin. In der Schwangerschaft und Stillzeit, im Wachstum und in Zeiten erhöhter körperlicher oder psychischer Belastung (Stress) erhöht sich der Bedarf an Vitamin B1.

Vitamin B6 (Pyridoxin, Pyridoxal, Pyridoxamin)

Vitamin B6 dient als Coenzym für mehr als hundert Enzyme; es ist beteiligt am Aminosäurenstoffwechsel, an der Gluconeogenese und an der Biosynthese für Neurotransmitter und Lecithin.

Vitamin B6 kann versuchsweise gegen Schwangerschaftsübelkeit eingesetzt werden, wenn andere Maßnahmen keine Besserung bringen.

Reich an Vitamin B6 sind unter anderem Weizenkeime, Hefe, Hafer und Sojabohnen. Die DGE empfiehlt für Erwachsene täglich 1,2 bis 1,6 mg Vitamin B6, ein erhöhter Bedarf kann in Schwangerschaft, Stillzeit und im Wachstum auftreten.

Vitamin B12 (Cobalamin)

Vitamin B12 benötigt der Körper für den Nucleinsäurestoffwechsel, die Erythropoese, die Myelinsynthese und den Homocysteinabbau.

Hydroxy- und Cyanocobalamin, die im Körper zu Methylcobalamin bzw. 5´-Desoxyadenosylcobalamin umgebaut werden,

werden therapeutisch eingesetzt (u.a. bei Diabetes, Alzheimer, multipler Sklerose). Das aktive Vitamin B12 – Resorption im terminalen Dünndarm – bedarf des im Magen gebildeten Intrinsic-Faktors (spezielles Glykoprotein), eine ungenügende Resorption kann auftreten in hohem Lebensalter, bei einem Intrinsic-Faktor-Mangel wegen chronischer Gastritis oder nach einer Gastrektomie, durch eine Helicobacter-Infektion oder Fischbandwurmbefall, bei Morbus Crohn oder Sprue.

Die empfohlene Zufuhr an Vitamin B12 (ca. 2,5 μg) lässt sich normalerweise über die Nahrung abdecken, so liefern Fleisch und Fleischprodukte ca. 50 Prozent des Bedarfs und Milchprodukte ca. 30 Prozent. Ein erhöhter Bedarf zeigt sich in Schwangerschaft und Stillzeit, im Wachstum, bei Eisenmangel und bei veganer Ernährung (nicht bei ovo-lacto-vegetabiler Ernährung).

Eisen

Eisen ist unerlässlich für die Bindung von Sauerstoff im Blut, genauer gesagt im Hämoglobin (roter Blutfarbstoff). Der Normalwert für Eisen liegt bei 12 bis 14 mg/dl. In der Schwangerschaft sinkt das Eisen zugunsten von Kupfer ab. Für das Mineral Eisen steht Mars, der das Männlich-Erotische, aber auch das Kriegerische verkörpert; Kupfer dagegen symbolisiert die Venus, die für das Weiblich-Erotische und die Schönheit steht.

Eisenmangelanämie

Damit die Plazenta besser durchblutet wird, sinkt der Hämoglobinwert im Verlauf der Schwangerschaft schon aus rein physiologischen Gründen ab. Es handelt sich zunächst also nicht um eine Eisenmangelanämie, sondern um eine Verdünnungsanämie.

Leiden Sie jedoch an folgenden Symptomen, sollten Sie an eine Eisenmangelanämie denken:
- Müdigkeit
- Allgemeine Schwäche
- Kurzatmigkeit bei körperlicher Anstrengung bis hin zur Atemnot
- Schwere Beine beim Treppensteigen
- Schwindel
- Ohrensausen
- Herzklopfen beim Aufstehen
- Antriebslosigkeit
- Konzentrationsschwäche

Einnahmeempfehlung:
- Nr. 2 Calcium phos. D6: morgens als „Heiße Zwei" mit 5 Tabl.; Hauptmittel zur Eisenbildung, ohne Calcium wird Eisen nicht verstoffwechselt
- Nr. 3 Ferrum phos. D12: vormittags und nachmittags als „Heiße Drei" mit je 5 Tabl.
- Nr. 8 Natrium chlor. D6: bis 16 Uhr zwei- bis dreimal 2 Tabl. lutschen

Außerdem als Zusatzmittel:
- Tag A: Nr. 17 Manganum sulf. D6 – abends 3 Tabl. lutschen
- Tag B: Nr. 19 Cuprum arsenicosum D6 – abends 3 Tabl. lutschen
- Tag C: Nr. 21 Zincum chlor. D6 – abends 3 Tabl. lutschen

Tag A, B und C immer der Reihe nach durchwechseln.

Tipp: Auch Vitamin C ist für die Aufnahme von Eisen unabdingbar. Bevorzugen Sie natürliche Quellen wie rotes und grünes Gemüse sowie *Obst, evtl. Sanddorn- oder Schlehen-Ursaft, Sanddorn- oder Schlehen-Elixier (z.B. Weleda – je dreimal täglich 1 Essöffel).*

Calcium

Für den Kalkstoffwechsel spielt die Ernährung eine entscheidende Rolle. Sollten Sie von sich selbst wissen, dass Sie z.B. weichen Zahnschmelz haben bzw. keine starken Knochen, dann ist es durchaus erlaubt, flankierend mit Schüßler-Salzen zu arbeiten.

▶ Nr. 1 Calcium fluor. D12: morgens als „Heiße Eins" mit 3 bis 5 Tabl., unterstützt die Knochen- und Zahnbildung. Zusätzlich z.B. Weleda Aufbaukalk 1® – 1 Msp. zur Förderung der Calciumaufnahme im Körper

▶ Nr. 2 Calcium phos. D6: abends 2 Tabl. lutschen, unterstützt den Calciumstoffwechsel im Körper. Zusätzlich z.B. Weleda Aufbaukalk 2® – 1 Msp.

▶ Nr. 11 Silicea D12: abends als „Heiße Elf" mit 3 bis 5 Tabl., für Haare, Haut und Bindegewebe

Haut- und Gewebepflege

Haut- und Haarpflege

In der Schwangerschaft wird die Haut oft schöner – Wassereinlagerungen lassen kleine Fältchen verschwinden. Die Feuchtigkeit der Haut kann aber auch abnehmen, weil sie plötzlich weniger Wasser bindet; dann wird sie trockener und spröde. Ihre Hormonverhältnisse verändern sich jetzt auf vielfältige Art und Weise, was sich an Haut und Bindegewebe deutlich bemerkbar machen kann; Hautkrankheiten wie Akne, Schuppenflechte oder ein atopisches Ekzem können sich verschlechtern oder verbessern. Fast jede Schwangere stellt eine ganze Reihe von Hautveränderungen an sich fest: Brustwarzen und Genitalbereich erscheinen dunkler pigmentiert, zwischen Schamhaar und Bauchnabel bildet sich oft ein dunkler Strich, im Gesicht entstehen evtl. Schwangerschaftsflecken. Die Behaarung an Kopf, Gesicht und Körper kann zunehmen. Häufig finden sich auch eine Rötung

der Handteller sowie kleine, spinnwebartige Gefäßerweiterungen. Außerdem entstehen fast immer Schwangerschaftsstreifen (Striae) an Bauch, Beinen und Brüsten. Die meisten dieser ästhetisch störenden Hautveränderungen bilden sich nach der Entbindung teilweise oder völlig zurück. Daneben existieren auch spezielle Krankheitsbilder wie z.B. Schwangerschaftsdermatosen. Der starke Juckreiz sollte von Frauenarzt und Hautarzt gemeinsam behandelt werden.

In der ersten Schwangerschaftshälfte sollte eine regelmäßige, aber nicht übertriebene Körperpflege betrieben werden. Tägliches Duschen ist möglich, nicht zu heiß und nicht zu kalt, am besten mit sanften, natürlichen Pflegeprodukten (z.B. von Wala oder Weleda). Im Genitalbereich sollten Sie möglichst wenig Seife einsetzen, nach dem Duschen die noch feuchte Haut mit Schüßler-Lotio Nr. 1 oder 11 bzw. einer Pflegemilch (z.B. von Wala oder Weleda) einreiben. Eine leichte Massage der Haut mit einem Naturschwamm oder Luffa-Handschuh tut wohl. Auch im Wochenbett ist diese Behandlung angezeigt. In der zweiten Schwangerschaftshälfte schwitzen viele Frauen vermehrt (siehe Seite 75), wodurch die Gefahr von Infektionen im Intimbereich mit Bakterien und Hefepilzen wächst.

Die Haare wachsen während der Schwangerschaft meist besonders kräftig und schnell, leider werden sie aber auch oft trocken und spröde. Milde Shampoos für trockenes Haar (z. B. auch Baby-Shampoon) sind jetzt empfehlenswert. Pflegende Haarpackungen können dem Haar schönes Aussehen und Glanz verleihen. Nach der Schwangerschaft regenerieren sich die Haare nach einer gewissen Übergangszeit wieder.

Kurmäßige Anwendung über vier Wochen

- Nr. 1 Calcium fluor. D12: morgens als „Heiße Eins" mit 6 Tabl., festigt und strafft die Haut
- Nr. 8 Natrium chlor. D6: mittags als „Heiße Acht" mit 6 Tabl., reguliert den Feuchtigkeitshaushalt
- Nr. 11 Silicea D12: abends als „Heiße Elf" mit 6 Tabl., stabilisiert und glättet die Haut
- Unterstützend Salbe/Lotio Nr. 1 und 11 auftragen

Zusätzlich bei stärkerem Haarausfall

- Nr. 5 Kalium phos. D6: bis zu drei- bis fünfmal 1 Tabl. bis 15 Uhr

Tipp: Vor dem Haarewaschen die Kopfhaut mit Salbe Nr. 8 sanft massieren, ein angewärmtes Tuch um den Kopf hüllen und ca. 30 Minuten einwirken lassen; anschließend wie gewohnt die Haare waschen. Die Salbe Nr. 8 kann auch abends in die spröden Haarspitzen einmassiert werden – über Nacht einwirken lassen.

Bauchdeckenpflege

Durch das starke Dehnen im Bauchbereich wird die Haut an dieser Stelle extrem beansprucht. Zur Behandlung von Schmerzen siehe Seite 79.

Zur Vorbeugung gegen Schwangerschaftsstreifen (Striae)

Während der ganzen Schwangerschaft und bis zu drei Monate nach der Geburt, evtl. auch bis zum Ende der Stillzeit:

- Nr. 1 Calcium fluor. D12: morgens als „Heiße Eins" mit 5 Tabl.
- Nr. 11 Silicea D12: abends als „Heiße Elf" mit 5 Tabl.
- Zusätzlich Salbe/Lotio Nr. 1 morgens und Salbe/Lotio Nr. 11 abends einmassieren (die Lotionen sind geschmeidiger und daher für den großflächigen Einsatz besser geeignet)
- Außerdem Salbe Nr. 2 und 3 im Wechsel zwei- bis dreimal pro Woche als Zwischensalbe einsetzen

Tipps: Regelmäßige Bürstenmassagen, lauwarme Güsse sowie leichte Knet- und Zupfmassagen der Bauchhaut können die gefürchteten Schwangerschaftsstreifen verhindern bzw. abmildern.

Sectionaht

Salbenbehandlung zur Vorbereitung der alten Naht auf eine weitere Schwangerschaft (bzw. zur Nachbereitung einer frischen Naht):

▶ Zum generellen (Haut-)Aufbau: Salbe Nr. 2 Calcium phos. D4

▶ Zur Unterstützung des Bindegewebes: Salbe Nr. 11 Silicea D4

▶ Bei Narbenkeloid (Wulst): Salbe Nr. 1 Calcium fluor. D4

▶ Bei roter Narbe: Salbe Nr. 3 Ferrum phos. D4

▶ Bei bläulich-weißlicher Narbe: Salbe Nr. 4 Kalium chlor. D4

▶ Analog zu den Salben das entsprechende Schüßler-Salz wählen und je Salz dreimal täglich 2 Tabl. lutschen

Zur Stärkung der Mutterbänder siehe Seite 79.

Brustpflege

Durch die starken Veränderungen in der Schwangerschaft und die hohen Anforderungen in der Stillzeit sollten Sie Ihren Brüsten besondere Aufmerksamkeit schenken (zur vorbereitenden Pflege der Brust für die Stillzeit siehe Seite 100, Empfehlungen bei schmerzender Brust siehe Seite 80).

Vorbeugung gegen Krampfadern

▶ Nr. 4 Kalium chlor. D6: morgens als „Heiße Vier" mit 5 Tabl.

▶ Nr. 9 Natrium phos. D6: vormittags zweimal 2 Tabl. lutschen

▶ Nr. 11 Silicea D12: abends als „Heiße Elf" mit 5 Tabl.

▶ Außerdem analog zur Salzeinnahme jeweils Salbe Nr. 4, 9 oder 11 sanft einklopfen

Tipp: Venösen Stauungen beugen Sie vor, indem Sie z.B. das Hauttonikum von Weleda in Richtung Herz auftragen und leicht einmassieren.

Zahnpflege

„Jedes Kind kostet die Mutter einen Zahn", so der Volksmund.

Tatsächlich sollte auch den Zähnen in der Schwangerschaft Aufmerksamkeit geschenkt werden; durch den erhöhten Östrogenspiegel kann es vermehrt zu Entzündungen des Zahnfleisches oder der Mundschleimhaut kommen, das Kariesrisiko steigt, Zahnfleischbluten oder Plaques (Flecken) treten häufiger auf.

▶ Nr. 1 Calcium fluor. D12: morgens als „Heiße Eins" mit 5 Tabl.

▶ Nr. 2 Calcium phos. D6: vormittags als „Heiße Zwei" mit 5 Tabl.

▶ Nr. 8 Natrium chlor. D6: nachmittags gegen 15 Uhr 2 Tabl. lutschen

▶ Nr. 11 Silicea D12: abends als „Heiße Elf" mit 5 Tabl.

Hilfe bei Problemen und Beschwerden

Allgemeinbefinden

Übelkeit (Emesis gravidarum)

Die berühmt-berüchtigte Übelkeit im ersten Trimenon der Schwangerschaft verdirbt der werdenden Mutter zunächst oft die Freude auf das kleine Wesen. Häufigere kleine Mahlzeiten und vor allem Bitterstoffe aus der Ernährung bringen Erleichterung. Warum es in der Schwangerschaft zu vermehrtem Erbrechen kommt, ist bislang unklar, eine der Ursachen sind ohne Frage die gravierenden hormonellen Veränderungen in den ersten Wochen. Psychische Faktoren wie Sorgen, Zukunftsängste und dergleichen können ebenfalls eine Rolle spielen. Die Emesis kann bis zur 16. Schwangerschaftswoche andauern und hört dann meist von selbst auf. Manche Frauen leiden allerdings an unstillbarem Erbrechen (Hyperemesis gravidarum), das häufig im Rahmen eine Frühgestose auftritt. Da es eine Gefährdung für Mutter und Kind mit sich bringt, ist ärztliche Hilfe unbedingt notwendig.

Hauptmittel bei Schwangerschaftsübelkeit

▷ Nr. 2 Calcium phos. D6: morgens vor dem Aufstehen, also noch im Bett, als „Heiße Zwei" mit 5 bis 10 Tabl. Regelmäßige Anwendung, bis die Schwangerschaftsübelkeit vorüber ist.

Zusätzlich:

▷ Nr. 3 Ferrum phos. D12: im Lauf des Tages bis zu fünfmal 2 Tabl. lutschen
▷ Nr. 5 Kalium phos D6: drei- bis fünfmal 1 bis 2 Tabl. bis 15 Uhr
▷ Nr. 8 Natrium chlor. D6: drei- bis fünfmal 1 Tabl. bis 16 Uhr
▷ Außerdem zur Unterstützung des Leberstoffwechsels Salbe Nr. 6 und 10 im täglichen Wechsel auf den Oberbauch einreiben

Hauptmittel bei Erbrechen

▷ Nr. 3 Ferrum phos. D12: alle 15 bis 30 Minuten 1 Tabl. lutschen

Bei saurem Erbrechen

▷ Nr. 3 Ferrum phos. D12 und Nr. 9 Natrium phos. D6: im Wechsel alle 15 bis 30 Minuten 1 Tabl. lutschen

Bei wässrigem Erbrechen

▷ Nr. 8 Natrium chlor. D6: alle 15 bis 30 Minuten 1 Tabl. lutschen

Bei Schleimerbrechen

▷ Nr. 4 Kalium chlor. D6: alle 15 bis 30 Minuten 1 Tabl. lutschen

Übelkeit durch Übersäuerung

▷ Nr. 9 Natrium phos. D6: morgens als „Heiße Neun" mit 5 Tabl.
▷ Nr. 10 Natrium sulf. D6: mittags bis 14 Uhr als „Heiße Zehn" mit 5 Tabl.
▷ Nr. 11 Silicea D6 (Potenz beachten!): abends als „Heiße Elf" mit 5 Tabl.

Falls eine einmalige Gabe dieser Salze nicht ausreichen sollte, kann die Einnahme in dieser Reihenfolge während des Tages mehrmals wiederholt werden.

Heißhunger, Gelüste und „Süchte"

Heißhunger an sich ist keine Störung, oft treten Heißhungerattacken jedoch die ganze Schwangerschaft hindurch auf, wobei sie unterschiedliche Geschmacksrichtungen betreffen können. Manchmal liefern solche Attacken aus biochemischer Hinsicht Hinweise darauf, welche Stoffe im Körper nicht ausreichend vorhanden sind. Sollte Heißhunger auftreten, müssen Sie sich nicht kasteien, Sie sollten aber einen guten Umgang mit den „Süchten" finden.

Das Mittel aller Süchte:
▶ Nr. 7 Magnesium phos. D6: ein- bis zweimal täglich als „Heiße Sieben" mit 5 bis 10 Tabl. bzw. sofort bei Suchtverhalten

Heißhunger, Verlangen nach Essen allgemein
▶ Nr. 9 Natrium phos. D6: mehrmals täglich 2 Tabl. lutschen

Heißhunger auf Schokolade oder Süßes
▶ Nr. 7 Magnesium phos. D6: entweder als „Heiße Sieben" mit 5 bis 10 Tabl. oder in der Potenz D3 (!) 1 Tabl. lutschen; so lange wiederholen, bis das Verlangen nachlässt

Tipp: Eine gute Alternative für Naschereien wäre eine Tasse Kräutertee, gesüßt mit

Ahornsirup, genüsslich geschlürft. Aus meiner langjährigen Praxiserfahrung brauchen Sie die Schokolade anschließend nicht mehr.

In der Tibetischen Medizin wird ein Zuviel an Süßem für die lymphatische Veranlagung des Kindes verantwortlich gemacht. Ein lymphatisches Kind ist anfälliger für Erkältungskrankheiten. Meiner Meinung nach eine bedenkenswerte Theorie.

Heißhunger auf überwiegend Pikantes
▶ Nr. 2 Calcium phos. D6: als „Heiße Zwei" mit 5 bis 10 Tabl.

Heißhunger auf überwiegend Salziges oder Saures wie z.B. auf Essiggurken
Dieses Verlangen tritt häufig in der Frühschwangerschaft auf.

Bei starkem Salzverlangen:
▶ Nr. 8 Natrium chlor. D6: als „Heiße Acht" mit 3 Tabl.

Bei starkem Sauerverlangen:
▶ Nr. 2 Calcium phos. D6: als „Heiße Zwei" mit 5 Tabl.

Verlangen nach Milch, die dann aber nicht vertragen wird
▶ Nr. 2 Calcium phos. D6
▶ Nr. 4 Kalium chlor. D6
Abwechselnd als „Heiße Zwei" bzw. „Heiße Vier" mit jeweils 5 Tabl.

Verlangen nach frischer Luft
Manche Schwangere entwickeln ein ausgeprägtes Verlangen nach frischer Luft, das unter Umständen im (Arbeits-)Alltag aufgrund von Zeitmangel nicht sofort oder nicht ausreichend befriedigt werden kann.

▶ Nr. 6 Kalium sulf. D6: mehrmals täglich 2 Tabl. lutschen, vor allem zur Nacht; außerdem Salbe Nr. 6 abends dünn im Leberbereich auftragen

Schlafstörungen/ Schlaflosigkeit

Vielen Frauen fällt es gar nicht leicht, ihre Schwangerschaft entspannt zu genießen. Sorgen, Ängste und Unsicherheiten stehen oft im Vordergrund. Die werdende Mutter ist zwar mit dem Kind auf engstem Raum verbunden, kann sich aber diesem Prozess des Wachsens und Werdens nicht immer gelassen hingeben. Es wäre gut, wenn es Ihnen gelänge, Ihre seelischen und körperlichen Empfindungen ein wenig in den Hintergrund zu stellen. Ich weiß, das ist eine große Herausforderung, weil jede Frau sich nur das Beste für ihr Kind wünscht. Gerade weil so viele Gedanken kreisen, kann es zu Schlafstörungen kommen.

Schlaflosigkeit
Biochemische Energieschaukel zur Rhythmisierung tagsüber:
▶ Nr. 2 Calcium phos. D6: morgens als „Heiße Zwei" mit 5 bis 10 Tabl.
▶ Nr. 5 Kalium phos. D6: mittags als „Heiße Fünf" mit 5 bis 10 Tabl.
▶ Nr. 7 Magnesium phos. D6: abends als „Heiße Sieben" mit 5 bis 10 Tabl.
Über mehrere Monate anwenden.

Ein- und Durchschlafstörungen
▶ Nr. 7 Magnesium phos. D6: als „Heiße Sieben" mit 3 bis 4 Tabl.
▶ Nr. 11 Silicea D12: als „Heiße Elf" mit 3 bis 4 Tabl.
▶ Nr. 21 Zincum chlor. D6: als „Heiße 21" mit 3 bis 4 Tabl.

Jeweils eine Stunde vor dem Schlafengehen in der „Drei-Gläser-Methode" schluckweise kauend trinken.

„Schlummertrunk"
▶ Nr. 7 Magnesium phos. D6 und Nr. 11 Silicea D12: je 5 Tabl. in heißem Wasser auflösen und eine Stunde vor dem Schlafengehen trinken, außerdem die gleiche Lösung ans Bett stellen und beim Aufwachen kauend trinken, das erleichtert das Wiedereinschlafen

Hitzebeschwerden

Insbesondere im letzten Schwangerschaftsdrittel kann Ihnen hochsommerliche Hitze schwer zu schaffen machen.

Hauptmittel bei Schwächegefühl oder Hitzekrämpfen
▶ Nr. 5 Kalium phos. D6: über den Tag verteilt mehrmals 1 bis 2 Tabl. lutschen

Bei Blutandrang zum Kopf
▶ Nr. 3 Ferrum phos. D12: sofort als „Heiße Drei" mit 5 Tabl., bei Bedarf wiederholen

Bei stechenden Kopfschmerzen
▶ Nr. 7 Magnesium phos. D6: als „Heiße Sieben" mit 5 bis 10 Tabl.

Bei Schlafsucht am Tage und nach dem Essen
▶ Nr. 8 Natrium chlor. D6: über den Tag verteilt mehrmals 1 bis 2 Tabl. lutschen

Bei Verschlimmerung durch Sonneneinstrahlung
▶ Nr. 8 Natrium chlor. D6: über den Tag verteilt mehrmals 1 bis 2 Tabl. lutschen

Haut und Bindegewebe

Schwangerschaftsflecken (Melasma)

Bei den Schwangerschaftsflecken (Melasma) handelt es sich um im Gesicht auftretende, großflächige, braune oder braungraue Flecken, die durch eine erhöhte Synthese von Melanin (Pigment) entstehen. Sie treten meist symmetrisch an Stirn, Schläfen, Wangen, Oberlippen und Kinn auf. Flecken im Rahmen einer Schwangerschaft werden z.B. durch UV-Exposition (Sonne, Solarium) oder aber durch (evtl. frühere) Einnahme gewisser Medikamente (z.B. Antibabypille) ausgelöst. Oft bleibt die Ursache der Entstehung unklar. Leider bilden sich die Schwangerschaftsflecken auch nach vollendeter Schwangerschaft meist nicht ohne Behandlung vollständig zurück. Das Pigment kann oberflächlich oder tiefer in der Haut liegen. Je tiefer, desto länger dauert die Therapie. Eine der wichtigsten Maßnahmen ist das Meiden weiterer UV-Bestrahlung durch Sonne oder Solarien, um eine Verschlimmerung zu vermeiden. Die gängigen Sonnenschutzmittel reichen in der Regel nicht aus. Sollten die Pigmentflecken durch Medikamente entstanden sein, empfiehlt es sich, das Medikament, wenn möglich, abzusetzen oder zu ersetzen.

▶ Nr. 6 Kalium sulf. D6: ein- bis zweimal täglich als „Heiße Sechs" mit 3 bis 5 Tabl., außerdem zusätzlich Salbe Nr. 6 auf die Flecken aufklopfen

Übermäßiges Schwitzen

Übermäßige Schweißabsonderungen können vermehrt in der zweiten Schwangerschaftshälfte auftreten.

▶ Nr. 2 Calcium phos. D6: morgens als „Heiße Zwei" mit 3 bis 5 Tabl., zur Zellhüllenstabilisierung
▶ Nr. 8 Natrium chlor. D6: im Laufe des Tages bis zu sechsmal 1 Tabl. bis 16 Uhr; zieht Flüssigkeit in die Zelle zurück

Bei saurem Schweiß, der vor allem nachts auftritt, zusätzlich:
▶ Nr. 9 Natrium phos. D6: vormittags als „Heiße Neun" mit 5 Tabl.
▶ Nr. 11 Silicea D12: als „Heiße Elf" mit 5 Tabl. ca. 30 Minuten nach der „Heißen Neun"

Tipps: Keine scharfen Gewürze wie Pfeffer, Curry usw. und kein Ingwerwasser oder -tee, außerdem Früchtetee und Kaffee reduzieren oder ganz meiden. Nach 14 Uhr weder tierisches Eiweiß noch Rohkost oder rohes Obst und Aufregung vermeiden.

Hautjucken/Hautkrampf

Ein auffallender Juckreiz auf der Haut kann in der Schwangerschaft unterschiedliche Ursachen haben, u.a. eine Prurigo gestationis. Diese entzündliche Hauterkrankung kann im zweiten oder dritten Trimenon auftreten: An Armen und Beinen sowie am Bauch entstehen kleine, rötliche Knötchen, die stark jucken.

Analog zu den Schüßler-Salzen kann in jedem Fall auch die entsprechende

Schüßler-Salbe zur äußeren Beruhigung der Haut angewendet werden.

Hauptmittel gegen Juckreiz

▶ Nr. 7 Magnesium phos. D6: als „Heiße Sieben" mit 5, 7 oder 10 Tabl., so oft wiederholen, bis der Juckreiz nachlässt

Falls die erste Gabe von Nr. 7 keine spürbare Besserung bringt, alternativ:

▶ Nr. 2 Calcium phos. D6: als „Heiße Zwei" mit 5, 7 oder 10 Tabl.

Juckreiz durch Gallensäuren

▶ Nr. 10 Natrium sulf. D6: über den Tag verteilt 5 bis 6 Tabl. lutschen. Viel trinken!

Hautjucken abendliches

▶ Nr. 6 Kalium sulf. D6: als „Heiße Sechs" mit 5 Tabl. zur Nacht

Hautjucken verstärkt durch Bettwärme

▶ Nr. 7 Magnesium phos. D6: als „Heiße Sieben" mit 5, 7 oder 10 Tabl. zur Nacht

Tipp: Evtl. noch eine weitere „Heiße Sieben" ans Bett stellen und während der Nacht trinken, wenn der Juckreiz die Nachtruhe stört.

Hautjucken während des Tages

▶ Nr. 11 Silicea D12: als „Heiße Elf" mit 5, 7 oder 10 Tabl.

Karpaltunnelsyndrom

Im Rahmen einer Schwangerschaft ist das Karpaltunnelsyndrom das häufigste Nervenkompressionssyndrom, das sich in der Regel zunächst durch ein Taubheitsgefühl oder Schmerzen in den Handinnenflächen bemerkbar macht.

Infolge der hormonellen Veränderungen lagert der Körper im Rahmen einer Schwangerschaft vermehrt Wasser ein. Dies führt auch zu einem vermehrten Flüssigkeitsgehalt im Karpalkanal. Dadurch kann das Bindegewebe anschwellen, wodurch ein zunehmender Druck auf den Nervus medianus entsteht, der im Bereich des Handgelenks durch einen relativ engen, von straffen Bändern begrenzten Tunnel zieht. Die Beschwerden kommen vor allem nachts, das „Ausschütteln" der Hand kann Erleichterung bringen. Das Karpaltunnelsyndrom bildet sich in der Regel innerhalb weniger Monate nach der Entbindung zurück.

▶ Nr. 1 Calcium fluor. D12: morgens als „Heiße Eins" mit 6 Tabl.

▶ Nr. 9 Natrium phos. D6: vormittags und nachmittags als „Heiße Neun" mit je 5 Tabl.

▶ Nr. 11 Silicea D12: abends und vor dem Schlafengehen als „Heiße Elf" mit je 7 Tabl.

▶ Nr. 23 Natrium bicarbonicum D6: als Zwischenmittel zwei- bis dreimal pro Woche als „Heiße 23" mit je 5 Tabl.

▶ Außerdem Salbenverbände um das Handgelenk legen, morgens mit Salbe Nr. 1, abends mit Salbe Nr. 11

Bei Schwellungen

▶ Nr. 4 Kalium chlor. D6: drei- bis fünfmal täglich 2 Tabl. lutschen; außerdem Salbenverband mit Salbe Nr. 4

Cellulite

Als Cellulite bezeichnet man dickes, unebenes und unschön sichtbares Fettgewebe. Sie tritt am häufigsten an Oberschenkeln und Po auf, kann aber auch an Knien, Hüften, Bauch oder sogar unter den Armen entstehen. Da die Bildung von Cellulite mit den weiblichen Hormonen in Verbindung steht, kann sie für Frauen vor allem nach der Pubertät und während der Schwangerschaft zum Problem werden. Ungefähr jede dritte Frau ist davon betroffen.

Bei vielen Frauen verändert sich die Körperform nach der Schwangerschaft ein wenig. Jede Frau legt an den unterschiedlichsten Stellen Gewicht zu und stellt fest, dass das Zu- und Abnehmen dort unterschiedlich schwierig ist; viele Frauen, die stillen, berichten von einem langsamen, aber kontinuierlichen Gewichtsverlust. Vielleicht verschlimmert sich Ihre Cellulite während der Schwangerschaft, wird aber später wieder besser.

Die Veränderung des Fettgewebes wird begünstigt durch Übergewicht, mangelnde Bewegung und schlechte Durchblutung. Eine Gewichtsreduzierung und tägliche Gymnastikübungen können das Aussehen der betroffenen Bereiche verbessern. Besonders gut geeignet sind Schwimmen, Laufen und Radfahren. Bewegung festigt die Muskeln sowie Haut und Bindegewebe. Fettdepots werden dabei abgebaut und die Durchblutung angeregt. Trockenbürsten-Massagen und Kneipp'sche Schenkelgüsse haben bei regelmäßiger Anwendung ebenfalls einen positiven Effekt auf Durchblutung und Straffung von Haut und Gewebe.

Auch eine gesunde Ernährung mit vitaminreicher Kost und ausreichend Mineralien, wenig tierischen Fetten und viel frischem Obst und Gemüse wirkt sich positiv aus.

Zu meiden sind dagegen Lebensmittel mit leeren Kalorien wie Kartoffelchips und andere Knabbersachen sowie Weißmehlprodukte und Süßigkeiten.

- Nr. 1 Calcium fluor. D12: morgens als „Heiße Eins" mit 5 Tabl.
- Nr. 8 Natrium chlor. D6: zweimal 2 Tabl. bis 16 Uhr lutschen
- Nr. 11 Silicea D12: abends als „Heiße Elf" mit 5 Tabl.
- Außerdem den gesamten Körper bzw. die betroffenen Stellen morgens mit Lotio Nr. 1 und abends mit Lotio Nr. 11 sanft massieren

Krampfadern (Varikosis)

Krampfadern entstehen durch Erweiterung funktionsunfähiger Venen aufgrund eines Blutstaus, meist hervorgerufen durch Versagen der Venenklappen. Krampfadern (Varizen) treten in erster Linie an den Beinen auf. Ursache ist meist eine angeborene Bindegewebsschwäche, die durch ungeeignete Beinkleider, stehende oder sitzende Tätigkeiten, Übergewicht und Schwangerschaft begünstigt wird.

Größere Krampfadern verursachen Schmerzen und ein Schweregefühl in den betroffenen Körperteilen. Dringt zusätzlich das gestaute Blut ins Gewebe, führt dies zu Ödemen.

Hauptmittel bei Krampfaderneigung

- Nr. 1 Calcium fluor. D12: morgens als „Heiße Eins" mit 5 Tabl.
- Außerdem die Salbe Nr. 1 mehrmals täglich einklopfen

Kurmäßige Anwendung

Die folgenden Salze täglich wechseln:

▶ Nr. 4 Kalium chlor. D6: vor- und nachmittags je 5 Tab. auflösen

▶ Nr. 7 Magnesium phos. D6: als „Heiße Sieben" am Abend mit 5, 7 oder 10 Tabl. (nach Bedarf)

▶ Nr. 9 Natrium phos. D6: als „Heiße Neun" morgens mit 5 Tabl.

▶ Nr. 11 Silicea D12: als „Heiße Elf" mit 5, 7 oder 10 Tabl. (nach Bedarf) ca. 30 Min. vor dem Schlafengehen

Mit Entzündung

▶ Nr. 3 Ferrum phos. D12: bis zu fünfmal 2 Tabl. über den Tag verteilt

▶ Außerdem die Salbe Nr. 3 mehrmals täglich einklopfen

Geschwüre

▶ Nr. 1 Calcium fluor. D12: morgens als „Heiße Eins" mit 5 Tabl.

▶ Nr. 5 Kalium phos. D6: mittags als „Heiße Fünf" mit 5 Tabl.

▶ Nr. 9 Natrium phos. D6: vor- und nachmittags zweimal 2 Tabl.

▶ Nr. 11 Silicea D12: abends als „Heiße Elf" mit 5, 7 oder 10 Tabl. (nach Bedarf)

Krampfartig schmerzend

▶ Nr. 7 Magnesium phos. D6: mehrmals täglich als „Heiße Sieben" mit 5 bis 10 Tabl.

▶ Außerdem die Salbe Nr. 3 mehrmals täglich einklopfen

Schmerzend

▶ Nr. 3 Ferrum phos. D12: als „Heiße Drei" mit 5 Tabl., bei Bedarf wiederholen

▶ Nr. 6 Kalium sulf. D6: als „Heiße Sechs" mit 5 Tabl., bei Bedarf wiederholen

Beide Salze so lange wechseln, bis die Schmerzen nachlassen.

▶ Außerdem die Salbe Nr. 3 mehrmals täglich einklopfen

Schmerzend, brennend

▶ Nr. 3 Ferrum phos. D12: als „Heiße Drei" mit 5 Tabl., bei Bedarf wiederholen

▶ Nr. 8 Natrium chlor. D6: als „Heiße Acht" mit 5 Tabl., bei Bedarf wiederholen

▶ Außerdem die Salbe Nr. 3 mehrmals täglich einklopfen

Tipps: Beine mehrmals täglich hoch lagern, die Venenpumpe betätigen durch gezielte Beinübungen und Stützstrümpfe tragen. Hauttonikum Lotion (z. B. Weleda) in Herzrichtung auftragen, dabei leicht einmassieren. Retterspitz-Umschläge äußerlich (nur bei warmem Körper; bitte in der Apotheke beraten lassen) und Kastanienentlastungsbad (z. B. Weleda) sowie Teilbäder der Beine.

Ödeme

Wie oben erwähnt, entstehen Ödeme, wenn das in den Venen gestaute Blut ins Gewebe dringt. Sie treten meistens in der zweiten Schwangerschaftshälfte (ab der 25. Woche) auf.

▶ Nr. 2 Calcium phos. D6: zur Stärkung der Zellmembran

▶ Nr. 8 Natrium chlor. D6: zur Förderung des Nährstroms

▶ Nr. 10 Natrium sulf. D6: zur Förderung des Abtransports von Flüssigkeiten Häufige Gaben, jeweils 2 Tabl. lutschen bzw. je Salz zwei- bis dreimal täglich als „Heiße X" mit 5 Tabl.

▶ Außerdem die Salben Nr. 4 und. 10 im Wechsel einklopfen

Bei schweren Ödemen zusätzlich

▶ Nr. 5 Kalium phos. D6: bis 15.00 Uhr mehrmals täglich 1 Tabl. lutschen
▶ Nr. 11 Silicea D12: über den Tag verteilt mehrmals täglich 1 Tabl. lutschen

Bei Leberleiden

▶ Nr. 8 Natrium chlor. D6
▶ Nr. 10 Natrium sulf. D6
Im stündlichen Wechsel jeweils 2 Tabl.

Bei Nierenerkrankungen

▶ Nr. 2 Calcium phos. D6
▶ Nr. 4 Kalium chlor. D6
Im stündlichen Wechsel jeweils 2 Tabl.

Tipps: Trinkmenge beachten! Diese messen und den 24-Std.-Urin sammeln und nachmessen; Aufnahme und Ausscheidung sollten sich in etwa die Waage halten. Eiweißzufuhr drosseln, vor allem Hart- und Schnittkäse. Kastanienentlastungsbad (z.B. Weleda), bei Bedarf Ganzkörperbad (ca. 35–36°C). Strümpfe nach Retterspitz bzw. basische Strümpfe (z.B. Jentschura) und regelmäßige Bewegung.

Muskeln, Nerven und Bänder

Dehnungsschmerz in den Leisten/ Mutterbandschmerz

Das Ziehen in den Mutterbändern zählt zu den häufigsten Beschwerden in der Schwangerschaft. Die Mutterbänder (lat.: Ligamentum rotundum) verlaufen von der Gebärmutter beiderseits zur Beckenwand und weiter bis in den Bereich der Vulva. Sie halten den Uterus in einer aufrechten, stabilen Lage. Die Bänder bestehen aus den gleichen Muskelfasern wie die Gebärmutter selbst. Durch die Vergrößerung und damit Gewichtszunahme des Uterus in der Schwangerschaft wird der Zug, der auf die beiden Bänder wirkt, verstärkt. Gleichzeitig spannt sich die gedehnte Uterusmuskulatur. Dies wird mitunter als Schmerz empfunden. Ausgelöst und verstärkt wird er häufig durch Lagewechsel im Bett, beim Laufen oder auch schon durch die Kindsbewegungen. Die Beschwerden treten oft schon im ersten Trimenon auf, am häufigsten werden sie jedoch in der Mitte des zweiten Schwangerschaftsdrittels registriert, manchmal aber auch erst später. Die Schmerzen sind stechend, krampfartig oder ziehend entlang des Verlaufs der Bänder. Manchmal ist es auch nicht einfach, diese Symptomatik von anderen ernsten Erkrankungen wie z.B. Appendizitis (Blinddarmentzündung), Nierensteinen, Plazentalösung oder Wehen abzugrenzen. Kommen Schwindel oder Erbrechen, Durchfall, Fieber, Blutungen oder Gebärmutterkontraktionen, die mit der Hand fühlbar sind, hinzu, haben die Schmerzen wahrscheinlich eine andere Ursache und Sie sollten sofort Ihren Frauenarzt konsultieren.

Beschwerden oder Schmerzen, die durch die Mutterbänder verursacht werden, sind selbst nicht gefährlich, weder für die Mutter noch für das heranwachsende Kind, können aber gerade für Erstgebärende durchaus beängstigend sein. Die beste Therapie ist Ruhe und Wärme (Wärmflasche).

Schmerzen

▷ Nr. 7 Magnesium phos. D 6: mehrmals täglich als „Heiße Sieben" mit 5 bis 10 Tabl.
▷ Außerdem die Salbe Nr. 7 sanft einmassieren

Zur Stärkung der Mutterbänder

▷ Nr. 1 Calcium fluor. D 12: morgens als „Heiße Eins" mit 5 Tabl. zusätzlich die Salbe Nr. 1 im unteren Rücken und auf den Unterleib leicht einmassieren
▷ Nr. 8 Natrium chlor. D 6: zweimal 2 Tabl. bis 16 Uhr lutschen
▷ Nr. 11 Silicea D 12: abends als „Heiße Elf" 5 Tabl., zusätzlich die Salbe Nr. 11 im unteren Rücken und auf den Unterleib leicht einmassieren

Brustschmerzen (Mastopathie)

Schon während der ersten Schwangerschaftswochen schwellen die Brüste stark an, sie können sehr empfindlich sein und unangenehm spannen.

Die weibliche Brust ist ein Organ, das im Laufe eines Frauenlebens mehrfachen Veränderungen unterworfen ist. Während der Schwangerschaft wachsen die Milchdrüsen, wogegen das Fettgewebe zurückgeht. Wachstum und Milchbildung sind Ausdruck eines intensiveren Stoffwechsels. Während der Stillzeit hat die Brust eine Temperatur von 37°C, diese wird konstant aufrechterhalten. Die Brust ist in dieser Phase unmittelbar an die Körperkerntemperatur angeschlossen. Nach Abschluss der Stillphase ist sie wieder deutlich kühler und macht die peripheren Temperaturschwankungen im Außen mit. Legen Sie kühlende Umschläge auf die schmerzenden Brüste.

▷ Nr. 4 Kalium chlor. D 6: zwei- bis dreimal täglich als „Heiße Vier" mit 5 Tabl.; außerdem Auflagen mit Salbe Nr. 4.
▷ Nr. 1 Calcium fluor. D 12: morgens als „Heiße Eins" mit 5 Tabl. gegen das Spannungsgefühl; außerdem die Salbe Nr. 1 sanft auf die Brüste und im Achselbereich einklopfen, die Anwendung kann bei Bedarf wiederholt werden

Tipps: Tragen Sie einen gut sitzenden BH, der die Brüste stützt. Kräutertees, z.B. mit Hibiskus (Hibiscus sabdariffa) haben eine entwässernde Wirkung und lindern das Spannungsgefühl in den Brüsten. Für manche Frauen ist ein Saunabesuch wohltuend – die entwässernde Wirkung gleicht der Körper aber rasch wieder aus. Meiden Sie Kaffee, schwarzen Tee, Colagetränke und Schokolade, da deren Inhaltsstoffe Koffein, Teein und Kakao bei vielen Frauen die Beschwerden verstärken. Meiden Sie schleimlastige Kost; probieren Sie außerdem aus, ob sich der Verzehr salzarmer Kost positiv auf Ihre Beschwerden auswirkt. Dahinter steht die Idee, dass Kochsalz zusätzlich Flüssigkeit im Gewebe bindet und die Schmerzen dadurch verstärkt werden.

Bauchdeckenschmerzen (bis 40. Schwangerschaftswoche)

- Nr. 7 Magnesium phos. D6: mehrmals täglich als „Heiße Sieben" mit 5 bis 10 Tabl., außerdem die Salbe Nr. 7 sanft einmassieren

Bewegungsschmerzen

Als Kur über sechs Wochen:
- Nr. 1 Calcium fluor. D12: über den Tag verteilt 2 bis 4 Tabl. lutschen; das stärkt Bänder, Sehnen und Muskeln
- Nr. 3 Ferrum phos. D12: über den Tag verteilt 2 bis 4 Tabl. lutschen, das wirkt entzündungshemmend
- Nr. 7 Magnesium phos. D6: als „Heiße Sieben" – 20 Tabl. auf einen halben Liter kochendes Wasser über den Tag verteilt schluckweise trinken, wirkt schmerz- und krampfstillend
- Außerdem die Salbe Nr. 7 gegen die Schmerzen einmassieren, bei Verspannungen die Salbe Nr. 1 auftragen

Rückenschmerzen

Nahezu drei Viertel aller Frauen leiden während ihrer Schwangerschaft unter Rückenschmerzen. Sie können viel dazu beitragen, die Beschwerden zu lindern und zu verhindern, dass sie chronisch werden.

Bänder, Muskeln, Gelenke und Bandscheiben werden hier durch Verletzungen, schwache oder harte Muskeln, eine falsche Hebetechnik oder eine mangelhafte Haltung überlastet; meistens waren diese Beschwerden schon vor der Schwangerschaft vorhanden. Oft verschlimmern sich die Rückenschmerzen im Laufe des Tages.

Das liegt daran, dass die Muskeln ermüden und die Bänder durch Ihr Gewicht und dem Ihres Babys leicht überdehnt werden. Laut Studien ist ein ausgeprägtes Hohlkreuz nicht die Ursache für Rückenschmerzen während der Schwangerschaft.

Es gibt aber auch das Beschwerdebild des Beckenschmerzes. Die meisten Frauen, die wegen Schmerzen im Rückenbereich um Hilfe ersuchen, leiden unter diesem Schmerztypus, der tatsächlich durch die Schwangerschaft ausgelöst wird. Hier muss ganz anders behandelt werden als bei herkömmlichen Rückenschmerzen; Standardbehandlungen für Rückenschmerzen bringen wenig und können die Beschwerden sogar verschlimmern. Es ist also wichtig, sich von einem qualifizierten Physiotherapeuten beraten zu lassen, der die beiden grundverschiedenen Beschwerdeformen sicher voneinander unterscheiden kann. Rückenschmerzen können Sie vorbeugen, indem Sie versuchen, schon vor einer Schwangerschaft möglichst fit zu sein.

Rückenkur über sechs Wochen:
- Nr. 1 Calcium fluor. D12 – stärkt Bänder, Sehnen und Muskeln
- Nr. 3 Ferrum phos. D12 – reduziert Entzündungen
- Nr. 7 Magnesium phos. D6 – wirkt schmerz- und krampfstillend
- Nr. 8 Natrium chlor. D6 fördert den Nährstrom

Über den Tag verteilt von jedem der angegebenen Salze 2 bis 4 Tabl. lutschen.

Tipps: Studien zeigen, dass Sie Rückenschmerzen bereits verhindern können, wenn Sie nur zweimal pro Woche Rückenübungen machen. Ein entsprechend spezialisierter

Physiotherapeut kann Sie behandeln bzw. Ihnen weitere Tipps zu den am besten geeigneten Übungen für Ihren Rücken geben, z.B. aus dem Yoga oder aus dem Zilgrei. Wärme entspannt, z.B. Wärmflasche, Wolltuch, Einreibungen mit Kupfer Salbe rot® (Wala) zur Durchwärmung. Hilfreich sind auch Entspannungsbäder mit Lavendel (z.B. Weleda), Basenbäder (z.B. Jentschura) oder Umschläge mit Retterspitz äußerlich.

Ischias-Nerv

Der schnell wachsende Bauch zwingt die Gesäßmuskeln, stärker zu werden, um ein Abkippen des Körpers nach vorne zu verhindern. Damit schaffen die kräftigeren Gesäßmuskeln eine Engstelle, was dazu führt, dass der Ischias-Nerv beim Gehen Schmerzsignale sendet. Hier kann eine Wärmeapplikation auf der schmerzenden Stelle der Gesäßmuskulatur helfen; Massagen oder leichte Dehnung können ebenfalls hilfreich sein. Eine absolute Schmerzfreiheit ist leider meist nicht möglich. Bei konsequenter Durchführung von Massagen und Dehnübungen halten sich die Beschwerden in den meisten Fällen in Grenzen.

Es ist auch möglich, dass die Ischias-Beschwerden durch Größe und Lage des Kindes ausgelöst werden. Ein Anheben des Bauches oder eine Lagerung in der tiefen Knie-Ellbogen-Lage können die Schmerzen zeitweise lindern. Nach der Geburt sind diese Beschwerden verschwunden.

Schmerzen mit Ausstrahlung in die Hüfte
▶ Nr. 5 Kalium phos. D6: bis zu fünfmal 1 Tabl. bis 15.00 Uhr lutschen
▶ Nr. 9 Natrium phos. D6: bis zu sechsmal 1 Tabl. über den Tag verteilt lutschen

▶ Nr. 11 Silicea D12: vormittags und nachmittags als „Heiße Elf" mit je 5 Tabl.

Bei heißem Kopf
▶ Nr. 3 Ferrum phos. D12: sofort als „Heiße Drei" mit 5 bis 7 Tabl., evtl. wiederholen

Chronisch, wiederkehrend (rezidiv)
▶ Nr. 1 Calcium fluor. D12: morgens als „Heiße Eins" mit 5 Tabl.
▶ Nr. 11 Silicea D12: abends als „Heiße Elf" mit 5 bis 7 Tabl.

Hauptmittel bei Kribbeln oder Taubheitsgefühl
Im Wechsel einnehmen:
▶ Nr. 2 Calcium phos. D6: als „Heiße Zwei" mit 5 bis 7 Tabl.
▶ Nr. 7 Magnesium phos. D6: als „Heiße Sieben" mit 5 bis 7 Tabl.

Hauptmittel bei Säurenaturen
▶ Nr. 9 Natrium phos. D6: morgens als „Heiße Neun" mit 5 Tabl.
▶ Nr. 10 Natrium sulf. D6: mittags als „Heiße Zehn" mit 5 Tabl.
▶ Nr. 11 Silicea D6 (Potenz beachten!): abends als „Heiße Elf" mit 5,7 oder 10 Tabl.

Ausstrahlend-reißender Schmerz
▶ Nr. 8 Natrium chlor. D6: über den Tag verteilt bis zu fünfmal 1 Tabl. lutschen

Schießender Schmerz
Im Wechsel einnehmen:
▶ Nr. 7 Magnesium phos. D6: als „Heiße Sieben" mit 7 bis 10 Tabl.
▶ Nr. 5 Kalium phos. D6: als „Heiße Fünf" mit 5 Tabl.

Verschlimmerung durch Feuchtigkeit

Im Wechsel einnehmen:

▶ Nr. 5 Kalium phos. D6: als „Heiße Fünf" mit 5 Tabl.

▶ Nr. 10 Natrium sulf. D6: als „Heiße Zehn" mit 5 Tabl.

Tipps: Leberwickel mit Salbe Nr. 10 (siehe Seite 27), Basenbäder (z.B. nach Jentschura) und Nierenpflege durch Einreibungen im Nierenbereich mit Kupfer Salbe rot® (Wala) in Form einer liegenden Acht; Anwendungen der jeweiligen Salben analog zu den erwählten Salzen.

Wadenkrämpfe

Gerade im letzen Drittel der Schwangerschaft können Wadenkrämpfe gehäuft auftreten. Die schmerzhaften Verkrampfungen der Wadenmuskulatur sind meist auf Durchblutungsstörungen oder auf Mangelerscheinungen zurückzuführen, z.B. auf einen Mangel an Magnesium, Calcium, Kalium oder Vitamin B. Vor allem Magnesiummangel gilt als Hauptursache für Wadenkrämpfe. Sie können durch Krampfadern und Blutarmut begünstigt werden. Bei geschwollenen und geröteten Beinen sind die Krämpfe mitunter auch ein Symptom für eine Entzündung der Venen.

Ein Wadenkrampf ist aber nicht nur sehr unangenehm, vielmehr sollte dieses körperliche Zeichen ernst genommen werden, denn unbehandelt können diese muskulären Störungen später die Gebärmuttermuskulatur beeinflussen. Sogar eine vorzeitige Wehentätigkeit und eine Frühgeburt können die Folge sein. Sprechen Sie unbedingt mit dem Arzt darüber! Regelmäßige Bewegung und viele Ruhepausen mit höher gelagerten Beinen helfen bei der Vorbeugung.

Tipp: Dehnen Sie die Wadenmuskeln durch langsame Ausfallschritte. Wenn Sie diese Übung vor dem Schlafengehen machen, bekommen Sie nachts viel weniger Krämpfe.

Analog zu den Salzen die entsprechenden Salben an der Krampfstelle anwenden.

Hauptmittel bei Krämpfen

▶ Nr. 7 Magnesium phos. D6: als „Heiße Sieben" mit 5, 7 oder 10 Tabl., so oft wiederholen, bis sich der Krampf gelöst hat

Falls sich auf die erste Gabe von Nr. 7 keine Besserung einstellt:

▶ Nr. 2 Calcium phos. D6: als Heiße 2 mit 5, 7 oder 10 Tabl., evtl. wiederholen

Zwischenmittel

▶ Nr. 19 Cuprum arsenicosum D6: drei- bis viermal pro Woche dreimal tägl. 2 Tabl. lutschen

Die Salze ca. 14 Tage lang zur Anwendung bringen, danach sollten Sie krampffrei sein.

Zur Nachbehandlung

Noch 14 Tage lang:

▶ Nr. 2 Calcium phos. D6: morgens als „Heiße Zwei" mit 3 bis 5 Tabl.

▶ Nr. 7 Magnesium phos. D6: abends als „Heiße Sieben" mit 3 bis 5 Tabl.

Tipps: Basische Fußbäder mit Basensalz (z.B. Jentschura), äußerlich Retterspitz-Strümpfe (lassen Sie sich hierzu in der Apotheke beraten) sowie abendliche Fußeinreibungen mit Salbe Nr. 7, bei vorherrschend kalten Füßen

reiben Sie diese mit z.B. *Kupfer Salbe rot®* *(Wala)* ein. *Für warme Nieren sorgen – ziehen Sie ein Unterhemd an.*

Restless-Legs-Syndrom / Unruhige Beine (RLS, auch: „Rastloser Schlaf")

Restless Legs stellen eine Art von Verkrampfungen dar. Das Nervensystem ist übersteuert. Man hat sozusagen „Ameisen im Hintern" und Beine, die ständig zappeln. Im Ruhezustand machen sich in den Beinen Empfindungen wie Ziehen, Kribbeln, Schmerzen und Ähnliches bemerkbar, die einen unwiderstehlichen Bewegungsdrang auslösen. Die Beschwerden verschlimmern sich abends oder nachts, oft treten sie ausschließlich beim Sitzen oder Liegen am Abend oder in der Nacht auf. Aus Sicht der Schüßler-Lehre sind Restless Legs die Folge einer mineralischen Unterversorgung von Muskeln und Nerven.

▶ **Nr. 3. Ferrum phos. D12:** über den Tag drei- bis viermal je 2 Tabl. lutschen
▶ **Nr. 7 Magnesium phos. D6:** als „Heiße Sieben" mit 5, 7 oder 10 Tabl. evtl. mehrmals über den Tag verteilt, vor allem zur Nacht

▶ **Nr. 16 Lithium chlor. D6:** vormittags und nachmittags als „Heiße 16" mit 3 bis 5 Tabl.
▶ **Nr. 19 Cuprum arsenicosum D6:** drei- bis fünfmal tägl. 2 Tabl. lutschen
▶ **Nr. 21 Zincum chlor. D6:** abends als „Heiße 21" mit 3 bis 5 Tabl.
Falls die Einnahme nicht zum gewünschten Erfolg führt, Nr. 3 gegen Nr. 2 Calcium phos. D6 austauschen.

Tipps: Viel bewegen, vor allem Gymnastik, bei der die Beine beansprucht werden; eine Schonung der Beinmuskeln wäre bei Restless Legs genau das Falsche. Bein-Waden-Dehnübungen fördern die Durchblutung und damit den Blutrückfluss.

Vor dem Schlafengehen die Füße fünf bis zehn Minuten mit Ringelblumen- oder Aloe-Vera-Öl einmassieren.

Bei ausgeprägten Beschwerden Beine und Füße vor dem Schlafengehen kalt abduschen (wenn die Unruhe den ganzen Körper erfasst, kann auch vom Kopf abwärts geduscht werden), anschließend mit noch etwas feuchter Haut ins Bett legen!

Kein Abendessen nach 18.00 Uhr. Geben Sie leichter Kost den Vorzug und verzichten Sie auf Nahrungsmittel, die Ihre Symptomatik erfahrungsgemäß verstärken (z.B. Rotwein und Hartkäse).

Verdauung

Blähungen und Aufstoßen

Blähungen (Flatulenz) werden von vielen Frauen als sehr unangenehm empfunden. In der Regel sind sie aber harmlos. Ob schwanger oder nicht, jeder Mensch hat Blähungen, ca. 15- bis 40-mal am Tag können Winde abgehen. Damit wird der Körper entgast. In der Schwangerschaft kann sich die Neigung zu Blähungen noch verstärken. Verantwortlich dafür ist das Hormon Progesteron, das zu Beginn der

Schwangerschaft produziert wird. Durch dieses Hormon entspannt sich das weiche Muskelgewebe einschließlich des Magen-Darm-Trakts und verlangsamt in der Folge den Verdauungsprozess. Gär- und Fäulnisgase werden vermehrt produziert. Blähungen und Aufstoßen sind die Folge und verursachen oft ein unangenehmes Völlegefühl, vor allem wenn Sie viel gegessen haben. Mit Fortschreiten der Schwangerschaft drückt die wachsende Gebärmutter auf den Magen und komprimiert diesen, dadurch wird die Verdauung weiter verlangsamt. Völlegefühl und Blähbauch verstärken sich, oft kommen noch Sodbrennen und Verstopfung hinzu.

Aufstoßen

Bitteres Aufstoßen:
- Nr. 3 Ferrum phos. D12: stdl. 2 Tabl. lutschen
- Nr. 10 Natrium sulf. D6: stdl. 2 Tabl. lutschen

Mit Blähungen:
- Nr. 6 Kalium sulf. D6: bis zu fünfmal 2 Tabl. lutschen
- Nr. 7 Magnesium phos. D6: stdl. als „Heiße Sieben" mit 5 bis 10 Tabl.

Mit Brennen in der Speiseröhre:
- Nr. 2 Calcium phos. D6: bis zu fünfmal 2 Tabl. lutschen
- Nr. 8 Natrium chlor. D6: bis zu dreimal 2 Tabl. lutschen (bis 16 Uhr)

Lautes Aufstoßen:
- Nr. 11 Silicea D12: bis zu fünfmal 2 Tabl. lutschen bzw. mehrmals täglich als „Heiße 11" mit 5 Tabl., wenn sehr starkes Aufstoßen vorherrschen sollte

Aufstoßen von Luft:
- Nr. 7 Magnesium phos. D6: stdl. als „Heiße Sieben" mit 5 bis 10 Tabl.

Saures Aufstoßen:
- Nr. 9 Natrium phos. D6: stdl. als „Heiße Neun" mit 3 bis 5 Tabl.
- Nr. 10 Natrium sulf. D6: stdl. als „Heiße Zehn" mit 3 bis 5 Tabl.
- Nr. 11 Silicea D6 (Potenz beachten!): stdl. als „Heiße Elf" mit 3 bis 5 Tabl.

Aufstoßen unverdauter Speisen:
- Nr. 3 Ferrum phos. D12: vor jeder Mahlzeit 2 Tabl. lutschen

Wasser im Mund mit Aufstoßen:
- Nr. 8 Natrium chlor. D6: zweimal 2 Tabl. lutschen (bis 16 Uhr); evtl. wiederholen

Blähungen

Hauptmittel:
- Nr. 7 Magnesium phos. D6: bis zu dreimal täglich als „Heiße Sieben" mit 5 bis 10 Tabl.

Leberbedingt:
Im täglichen Wechsel (!):
- Nr. 6 Kalium sulf. D6: drei- bis fünfmal 2 Tabl. lutschen
- Nr. 10 Natrium sulf. D6: drei- bis fünfmal 2 Tabl. lutschen
- Außerdem viel Bewegung, damit die Gase abgehen; Leberwickel (siehe Seite 27) mit Salbe Nr. 6 und 10 im tgl. Wechsel

Im rechten Oberbauch:
- Nr. 10 Natrium sulf. D6: als „Heiße Zehn" mit 5, 7 oder 10 Tabl.

Mit Druckschmerz:

▶ Nr. 6 Kalium sulf. D6: als „Heiße Sechs" mit 5, 7 oder 10 Tabl.

Kolikartig:

▶ Nr. 6 Kalium sulf. D6

▶ Nr. 7 Magnesium phos. D6
Alle fünf Minuten im Wechsel (Zwei-Gläser-Methode) als „Heiße Sechs" bzw. „Heiße Sieben" mit je 5, 7 oder 10 Tabl.

Nach faulen Eiern riechend:

▶ Nr. 4 Kalium chlor. D6: vor jeder Mahlzeit ein- bis zweimal 2 Tabl. lutschen

Versetzte Winde, besonders rechts:

▶ Nr. 6 Kalium sulf. D6: drei- bis fünfmal täglich 2 Tabl. lutschen im tägl. Wechsel mit Nr. 10

▶ Nr. 8 Natrium chlor. D6: zwei- bis dreimal täglich bis 16 Uhr 2 Tabl. lutschen

▶ Nr. 10 Natrium sulf. D6: zwei- bis fünfmal täglich 2 Tabl. lutschen

▶ Außerdem die Salben Nr. 6 und 10 im täglichen Wechsel auf den Oberbauch auftragen

Tipps: Vermeiden Sie blähende Speisen wie Kohl, Hülsenfrüchte, Zwiebeln, Knoblauch, rohes und unreifes Obst, ganze Körner, Körnerbrot, frisches Brot und frisches Gebäck. Günstig sind kleinere Mahlzeiten, der Magen sollte vor einer erneuten Mahlzeit immer leer sein. Kauen Sie sorgfältig – Verdauung beginnt im Mund! Und denken Sie daran, genügend zu trinken (sofern keine Gegenanzeigen vorliegen). Hilfreich ist Fenchel-Kümmel-Tee (frisch anstoßen, keine Fertigware) und regelmäßige Bewegung.

Verstopfung (Obstipation)

Eine ballaststoffreiche Ernährung mit viel frischem Obst und Gemüse, Vollkornprodukten aus geschrotetem Korn und ausreichende Flüssigkeitsaufnahme von ca. 1,5 bis 2 Liter warmem Wasser und ungesüßten Kräutertees beugen einer schwangerschaftsbedingten Verstopfung vor. Gleichzeitig werden Harnwegsinfekte minimiert. Kaffee und schwarzer Tee sind, wenn unbedingt erforderlich, in geringen Mengen erlaubt, hemmen jedoch die Aufnahme von Eisen, Zink und anderen Mineralien.

▶ Hauptmittel für die Sauerstoffversorgung der Darmmuskulatur: Nr. 3 Ferrum phos. D12

▶ Zur Befeuchtung von Kot und Darm: Nr. 8 Natrium chlor. D6

▶ Zur Förderung der Ausscheidung: Nr. 10 Natrium sulf. D6

▶ Zur Förderung der Darmbewegung: Nr. 11 Silicea D12

▶ Zur Entspannung des vegetativen Nervensystems: Nr. 7 Magnesium phos. D6
Je nach Mittelwahl nehmen Sie pro Salz 5 Tabl. als „Heiße X". Es ist durchaus eine Kuranwendung mit allen fünf Salzen möglich, diese sollten Sie über drei bis sechs Wochen anwenden.

▶ Außerdem hilfreich bei Verstopfung: Bauchmassagen mit Salbe Nr. 7 und Leberwickel (siehe Seite 27) mit Salbe Nr. 10

Durchfall

Wenn der Durchfall länger anhält und Sie schwächt oder Sie zusätzlich Fieber und Schmerzen haben, z. B. weil mit dem Flüssigkeitsverlust wichtige Mineralien verlorengehen, dann müssen Sie unbedingt einen Arzt aufsuchen und die Ursache abklären lassen. Eventuell ist eine Infusion nötig.

Die häufigsten Auslöser für Durchfallerkrankungen sind: Salmonellen, bakterielle oder virale Magen-Darm-Infekte, Lebensmittelvergiftungen, aber auch Stress. Gegen Ende der Schwangerschaft kann Durchfall die bevorstehende Geburt ankündigen.

Hauptmittel

▶ Nr. 3 Ferrum phos. D12: alle 10 Minuten bis alle halbe Stunde 1 Tabl. lutschen

Krampfartig mit Blähungen oder Koliken

▶ Nr. 7 Magnesium phos. D6: mehrmals täglich als „Heiße Sieben" mit 5 bis 10 Tabl.

Weitere Mittelwahl je nach Stuhlbeschaffenheit:

▶ Schaumiger Gärungsstuhl, faulig stinkend: Nr. 5 Kalium phos. D6
▶ Wässrig-schleimiger Stuhl, wundmachend: Nr. 8 Natrium chlor. D6
▶ Grünlich-wässrig, sauer: Nr. 10 Natrium sulf. D6
▶ Saurer Geruch: Nr. 9 Natrium phos. D6
▶ Dunkler, stinkender Stuhl: Nr. 6 Kalium sulf. D6
▶ Chronisch, stinkend, wässrig: Nr. 2 Calcium phos. D6

Im Akutfall die Salze häufig (alle 10 bis 15 Minuten) lutschen, bei Wahl mehrerer Salze im Wechsel einnehmen.

*Tipps: Viel trinken, z.B. Kräutertee und reichlich Gemüsebrühe (wegen des Mineralien-*verlusts). *Stopfend und Toxin bindend wirkt ein roher geriebener Apfel, den Sie so lange stehen lassen, bis er oxidiert (braun wird), anschließend in kleinen Gaben essen. Leichter schwarzer Tee stabilisiert den Kreislauf. Kochen Sie sich eine Karottenbrühe (ohne Karottenstücke).*

Sodbrennen

Sodbrennen ist vor allem in der Spätschwangerschaft weit verbreitet. Durch die Größenzunahme des Bauches und der Gebärmutter wird das Zwerchfell nach oben geschoben und der Magen komprimiert. Zudem hat der Magen eine geringere Beweglichkeit, wodurch die Speisen eine verlängerte Verweildauer haben, vor allem dann, wenn Sie viel gegessen haben. Auch kann der Mageneingang durch den Druck der Gebärmutter gelockert werden, sodass die Magensäure in die Speiseröhre zurückfließt.

Eine Entlastung des Magens erreichen Sie, indem Sie kleinere Mengen zu sich nehmen, z.B. fünf bis sechs kleine Mahlzeiten statt drei Hauptmahlzeiten. Gegen Sodbrennen hilft außerdem das Kauen von ein bis zwei geschälten Mandeln, ein anderes bewährtes Hausmittel ist Milch: Schon ein Schluck kalte Milch bindet die Säure sofort. Säurelockende Speisen und Getränke wie Kaffee, stark fetthaltige schwere Speisen und Süßes sollten Sie dagegen meiden.

Hauptmittel

Im Wechsel einnehmen:

▶ Nr. 9 Natrium phos. D6: jeweils 1 Tabl. vor dem Essen lutschen
▶ Nr. 8 Natrium chlor. D6: bis 16 Uhr zwei- bis dreimal 2 Tabl. lutschen

▶ Nr. 10 Natrium sulf. D6: gegen 14.00 Uhr und am Abend je 2 Tabl. lutschen

Für einen hilfreichen Einsatz der Schüß-ler-Salze sollte auch die Art des Sodbrennens berücksichtigt werden.

Bei Druck im Magen, es brennt nur unten in der Magengegend

▶ Nr. 9 Natrium phos. D6: bis zu dreimal täglich als „Heiße Neun" mit 5 Tabl. ca. 15 Minuten vor dem Essen

Mit Aufstoßen von Luft

▶ Nr. 7 Magnesium phos. D6: bis zu dreimal täglich als „Heiße Sieben" mit 5 Tabl.

Mit bitterem Aufstoßen

Bitteres Aufstoßen ist ein Hinweis auf Leberschwäche.

▶ Nr. 10 Natrium sulf. D6: bis zu dreimal täglich als „Heiße Zehn" mit je 5 Tabl.

▶ Außerdem die Salbe Nr. 10 zweimal täglich hauchdünn auf den Leberbereich auftragen

Mit Aufstoßen unverdauter Speisen

▶ Nr. 3 Ferrum phos. D12: bis zu dreimal täglich als „Heiße Drei" mit 5 Tabl.

Brennende Magenschmerzen

▶ Nr. 13 Kalium arsenicosum D6 (Schleimhautmittel, hilft bei Verdauungsschwäche des Magens)

▶ Nr. 23 Natrium bicarbonicum D6 (unterstützt die Ausscheidung, gegen Säureüberladung)

Jeweils bis zu dreimal täglich als „Heiße 13" bzw. „Heiße 23" mit je 5 Tabl.

Blutdruck

Hypotonie (niedriger Blutdruck)

Ein zu niedriger Blutdruck während der Schwangerschaft ist auf die Umstellung der Kreislaufregulation zurückzuführen und gefährdet Mutter und Kind. Es besteht ursächlich ein Zusammenhang zwischen niedrigem Blutdruck, ungenügender Uterusdurchblutung sowie Entwicklungsstörungen des Ungeborenen und Komplikationen in der Entbindungsphase. Eine Hypotonie in der Schwangerschaft entsteht, wenn das ungeborene Kind auf die untere Hohlvene (transportiert das Blut aus den Beinen, dem Becken und dem Bauchraum zum Herzen) drückt. Der Blutrückfluss zum mütterlichen Herzen wird dadurch vermindert; dies spürt die werdende Mutter vor allem in Rückenlage. Die Venen weisen bei Schwangeren eine geringere Spannung auf. Dadurch sind die Gefäßwände dehnbarer und die Venen sind in der Schwangerschaft in der Lage, mehr Blut aufzunehmen. Dieses Blut verbleibt passiv in den Venen, steht dem allgemeinen Kreislauf nicht zur Verfügung und führt so zu einem niedrigen Blutdruck. Auch die Kreislaufregulation innerhalb des Gehirns kann verändert sein, was zu Schwindel, Kopfschmerzen, Sehstörungen (Flimmern, Doppelbilder) und Müdigkeit führen kann. Kalte Hände und Füße treten vor allem zu Beginn der

Schwangerschaft auf. Der Blutdruck muss in der Schwangerschaft regelmäßig überwacht werden.

▷ Nr. 3 Ferrum phos. D3: sechsmal täglich 2 Tabl. lutschen

▷ Nr. 8 Natrium chlor. D6: dreimal täglich 2 Tabl. lutschen (bis 16 Uhr)

Trinkmenge beachten – genügend Wasser trinken!

Tipps: Hypotoniker sind oft „Morgenmuffel". Sie sollten auf ausreichenden Schlaf achten und langsam aufstehen. Danach bringen wechselwarme Wasseranwendungen und Trockenbürstmassagen den Kreislauf in Schwung. Außerdem regen hohe Armbäder oder Abwaschungen z.B. mit Rosmarinus Oleum Aethereum 10 % (Wala) den Organismus an. Viel Bewegung, evtl. leichtes Konditionstraining ist ebenfalls hilfreich. Und vermeiden Sie Stress.

Hypertonie (Bluthochdruck)

Von Hypertonie spricht man, wenn der Blutdruck einen Wert über 140/90 mm Hg erreicht; bedrohlich wird der Blutdruck für eine Schwangere ab 160/100. In diesem Fall müssen Sie sofort einen Arzt aufsuchen, um eine Präeklampsie bzw. eine EPH-Gestose (auch SIH: schwangerschaftsinduzierte Hypertonie) auszuschließen. Beide können lebensbedrohlich für Mutter und Kind sein.

Bei Bluthochdruck (zusätzlich zur ärztlichen Behandlung)

▷ Nr. 1 Calcium fluor. D12: morgens als „Heiße Eins" mit 6 Tabl.

EPH Edema(=Ödem)-Proteinurie-Hypertonie

Bei der EPH-Gestose finden sich Hypertonie, Proteinurie (Eiweißausscheidung im 24 Std.-Urin > 0,3 g), generalisierte Ödeme und eine abnorme Gewichtszunahme von > 500 g pro Woche durch Wassereinlagerungen. **Achtung:** Ödeme in den Beinen sind kein Warnsignal, diese können bei jeder gesunden Schwangeren auftreten, vor allem bei Wärme oder Hitze.

Im Frühstadium der Erkrankung ist nur der Blutdruck erhöht, die Eiweißausscheidung wird zunächst gar nicht bemerkt. Deshalb sind die Routineuntersuchungen unerlässlich, um dies festzustellen und sofort reagieren zu können.

▷ Nr. 3 Ferrum phos. D12: vormittags und nachmittags als „Heiße Drei" mit je 5 Tabl.

▷ Nr. 7 Magnesium phos. D6: mehrmals täglich als „Heiße Sieben" mit 5 bis 10 Tabl.

▷ Außerdem Leberwickel mit Salbe Nr. 6 und 10 im täglichen Wechsel (siehe Seite 27)

Tipps: Zur allgemeinen körperlichen Entspannung empfehlen sich mehrmals täglich Arm- oder Fußbäder bzw. Abwaschungen mit Lavendel-Entspannungsbad (z.B. Weleda). Eine salzarme Ernährung sowie Petersilie als Küchenkraut haben eine leicht diuretische (harntreibende) Wirkung.

Genitalbereich

Vaginaler Juckreiz

In den meisten Fällen ist für den Juckreiz im Genitalbereich eine Infektion mit Pilzen, häufig durch Candida (Soor), verantwortlich. Meist wird der Juckreiz von einem weißlichen Ausfluss aus der Scheide begleitet. Candida besiedelt auch die gesunde Schleimhaut eines Menschen, kann sich aber durch die hormonellen Veränderungen während einer Schwangerschaft krankhaft vermehren und einen Juckreiz im Genitalbereich auslösen. Mangelnde oder übertriebene Hygiene begünstigt den Juckreiz. In seltenen Fällen tritt der Juckreiz ohne eine erkennbare Ursache auf und ist dann vermutlich psychosomatisch bedingt.

▶ Nr. 7 Magnesium phos. D6: als „Heiße Sieben" mit 5, 7 oder 10 Tabl., so oft wiederholen, bis sich der Juckreiz beruhigt bzw. bessert
▶ Nr. 3 Ferrum phos. D12: über den Tag verteilt bis zu sechsmal 1 Tabl. lutschen
▶ Nr. 11 Silicea D12: als „Heiße Elf" mit 5, 7 oder 10 Tabl.
▶ Zusätzlich im Wechsel Salbe Nr. 7 und 11 im Vaginalbereich einreiben

Tipps: Auf Slipeinlagen verzichten; die Wäsche sollte aus reiner Baumwolle oder Seide bestehen.

Scheidenpilze (Vaginalmykosen)

Für eine Schwangere ist ein Scheidenpilz besonders zermürbend. Sie leidet nicht nur unter den unangenehmen Symptomen, sondern sorgt sich auch um das Wohl ihres ungeborenen Kindes: Besteht die Gefahr einer Frühgeburt? Kann sich die Infektion übertragen? Auch fragen sich viele Frauen, ob der Pilz während der Schwangerschaft mit den gängigen Medikamenten behandelt werden darf. Experten geben Entwarnung: Anders als bakterielle Infekte stellt ein Scheidenpilz während der Schwangerschaft kein großes Risiko dar. Er sollte jedoch behandelt werden.

Leiden Sie zum Zeitpunkt der Geburt unter einem Scheidenpilz, dann entwickelt das Kind in 90 % der Fälle in den ersten Lebenswochen eine Mykose (Pilzbefall) im Windelbereich oder im Mund. Auf der Kopfhaut kommt es oft begleitend zu schuppigem Belag. Sie tun in jedem Fall gut daran, die Geburtshelfer über den Scheidenpilz zu informieren.

Einnahmeempfehlung (neben ärztlicher Therapie):
▶ Nr. 3 Ferrum phos. D12: vormittags und nachmittags als „Heiße Drei" mit 5 Tabl.
▶ Nr. 5 Kalium phos. D6: bis 15 Uhr bis zu fünfmal 1 Tabl. lutschen
▶ Nr. 8 Natrium chlor. D6: bis 16 Uhr bis zu fünfmal 1 Tabl. lutschen
▶ Nr. 10 Natrium sulf. D6: gegen 14 Uhr als „Heiße Zehn" mit 3 bis 5 Tabl.

Darmpilze

Hauptmittel
▶ Nr. 4 Kalium chlor. D6
▶ Nr. 9 Natrium phos. D6
Im Wechsel jeweils ein- bis zweimal täg-

lich als „Heiße Vier" bzw. „Heiße Neun" mit 3, 5 oder 7 Tabl.

Nebenmittel

▷ Nr. 11 Silicea D12: abends als „Heiße Elf" mit 3, 5 oder 7 Tabl.

Tipps: Entsäuerungskur (siehe Seite 28). Verzichten Sie auf Süßigkeiten, Früchtetee, Obstsäfte, rohes Obst und Rohkost. Leberwickel (siehe Seite 27) bzw. abendliche Oberbaucheinreibungen mit der Salbe Nr. 10.

Hämorrhoiden

Symptome:

▷ Abgang von frischem, rotem Blut unmittelbar nach dem Stuhlgang
▷ Schmerzen
▷ Jucken
▷ Juckreiz bei nässenden Sekreten und Vorfall (Prolaps)

Verschiedene Auslöser können an der Entstehung von Hämorrhoiden beteiligt sein und sich auch gegenseitig begünstigen. In der Schwangerschaft besteht vor allem gegen Ende und nach der Entbindung ein erhöhtes Risiko für Hämorrhoiden, da die prall gefüllte Gebärmutter bzw. die körperliche Anstrengung bei der Entbindung den Blutrücklauf in die Venen hemmen können. Harter Stuhl und Pressen beim Stuhlgang können die Venen und das umliegende Gewebe schädigen, wobei sich die Schleimhaut entzünden kann. Die Hauptursache für Hämorrhoiden ist Verstopfung (Obstipation); siehe Seite 86. Außerdem sollten Sie ausreichend trinken und sich regelmäßig bewegen.

Hauptmittel

▷ Nr. 1 Calcium fluor. D12: mehrmals täglich 2 Tabl. auf der Zunge zergehen lassen
▷ Außerdem die Salbe Nr. 1 auf die Hämorrhoiden auftragen

Akut

▷ Nr. 1 Calcium fluor. D12
▷ Nr. 3 Ferrum phos. D12
▷ Nr. 8 Natrium chlor. D6
Jeweils im Wechsel als „Heiße X" mit je 5 Tabl. so lange, bis die Symptome nachlassen.

Bei Krämpfen und Jucken zusätzlich

▷ Nr. 7 Magnesium phos. D6: als „Heiße Sieben" mit 5 bis 10 Tabl.

Ätzend, brennend[2]

▷ Nr. 1 Calcium fluor. D12

Blutend, hellrotes Blut

▷ Nr. 3 Ferrum phos. D12
▷ Nr. 11 Silicea D12

Brennende Schmerzen

▷ Nr. 8 Natrium chlor. D6
▷ Nr. 9 Natrium phos. D6

Heftige Schmerzen, juckend

▷ Nr. 7 Magnesium phos. D6

Juckend und brennend

▷ Nr. 5 Kalium phos. D6

Mit Knotenbildung

▷ Nr. 1 Calcium fluor. D12

---

[2] Zur Einnahme der unten stehenden Salze siehe Seite 18 f. bzw. mein Buch „Die 12 Salze des Lebens".

Knoten entzündet

▸ Nr. 1 Calcium fluor. D12
▸ Nr. 6 Kalium sulf. D6

Mit Einrissen und Fissuren

▸ Nr. 1 Calcium fluor. D12: morgens als „Heiße Eins" mit 5 Tabl.
▸ Nr. 11 Silicea D12: abends als „Heiße Elf" mit 5 Tabl.
▸ Außerdem morgens die Salbe Nr. 1 und abends die Salbe Nr. 11 im Analbereich einmassieren

Jucken und Brennen, Druckgefühl, Schmerzen beim Stuhlgang

▸ Nr. 11 Silicea D12
▸ Nr. 21 Zincum chlor. D6

Bei Nachlassen der Beschwerden

▸ Nr. 4 Kalium chlor. D6
▸ Nr. 9 Natrium phos. D6
▸ Nr. 11 Silicea D12

Jeweils ein- bis zweimal täglich als „Heiße X" mit 3 bis 5 Tabl.

▸ Salbenanwendungen jeweils analog zu den Salzen

Tipps: Leberwickel mit der Salbe Nr. 10 (siehe Seite 27). Bevorzugen Sie natürliche Ballaststoffe wie Weizen- und Haferflocken. Beim Obst empfiehlt sich gedünstetes Apfelkompott mit einem Stich Bio-Sauerrahmbutter. Verwenden Sie etwas mehr Pflanzenöl, soweit Sie es vertragen (Gleitstoff für den Darm). Meiden Sie Rote Bete und Karotten während der Akutphase, diese verstärken die Beschwerden. Um den täglichen Stuhlgang zu gewährleisten, können Sie zur Not ein Klistier einsetzen. Nach der Afterhygiene die Salbe Nr. 1 auftragen. Auch Eichenrinden-Sitzbäder können helfen. Stress möglichst vermeiden.

Infektionen

Infektionen werden durch Krankheitserreger ausgelöst und heilen meist folgenlos aus. In einer Schwangerschaft jedoch kann das ungeborene Kind gefährdet sein.

Während der Schwangerschaft sind Sie besonders anfällig für Scheidenpilzinfektionen (siehe Seite 90), Harnwegs- (siehe Seite 38) und Vaginalinfektionen (siehe Seite 35). Rechtzeitig behandelt stellen sie in der Regel aber keine Gefahr für Mutter und Kind dar. Einige Infektionen, die Sie womöglich bereits im Vorfeld der Schwangerschaft durchgemacht haben, hinterlassen eine Immunität, welche Sie und den Fötus vor einer erneuten Infektion schützen. Bei der Toxoplasmose (siehe Seite 64) ist daher nur die Erstinfektion während der Schwangerschaft gefährlich für das Kind. Das Risiko, dass eine Mutter die Infektion auf ihr Ungeborenes überträgt, hängt unter anderem vom Schwangerschaftsstadium ab. Für eine Toxoplasmose beispielsweise ist das Übertragungsrisiko im ersten Drittel der Schwangerschaft gering und steigt zum letzten Drittel stetig an.

Die Auswirkungen einer Infektion auf das Baby sind nicht nur abhängig vom jeweiligen Erreger, sondern auch vom Zeitpunkt der kindlichen Infektion; Toxoplasmen und Röteln-Viren etwa können dem Baby in den ersten Wochen der Schwangerschaft am meisten schaden. Andere Erreger gefährden das Kind stärker bei einer Infektion kurz vor oder während der Geburt.

Streptokokken

Streptokokken sind Bakterien, die in verschiedene Gruppen, z. B. A und B unterteilt werden, von denen wiederum jede Gruppe unterschiedliche Infektionen hervorruft. Zu den durch Streptokokken ausgelösten Erkrankungen gehören unter anderem Angina und Scharlach. Viele der bekannten Streptokokkenarten sind harmlos. Sie leben z. B. auf der Haut und Schleimhaut von Menschen, ohne sie je krank zu machen. Dagegen können andere Streptokokkenarten besonders bei Menschen mit geschwächtem Immunsystem – und zu diesen gehören z. B. Diabetiker, häufig auch Schwangere – Krankheiten wie Hautentzündungen, Harnwegsinfektionen und schlimmstenfalls sogar Hirnhautentzündungen auslösen. Wenn die Erreger das Blut durchsetzen und den gesamten Körper infizieren, spricht man von einer Sepsis.

B-Streptokokken

Für Schwangere sind Streptokokken der Gruppe B bedeutsam, die den Genital- und Afterbereich besiedeln. Von dort können die Bakterien in die Gebärmutter aufsteigen. Solange die Fruchtblase intakt ist, ist das Kind vor den Bakterien sicher geschützt. Sobald sich die Fruchtblase aber zur Geburt öffnet oder verfrüht platzt, breiten sich die Bakterien im Fruchtwasser aus und können in bis zu zwei Drittel der Fälle das Kind infizieren. Bei ein bis zwei Prozent dieser Kinder mündet eine solche Infektion in eine so genannte Neugeborenensepsis. Von dieser gibt es zwei Formen. Bei der Frühform entwickeln sich beim Kind innerhalb der ersten Lebenswoche, oft sogar noch am ersten Tag, eine Lungenentzündung und eine Sepsis. Nicht ganz so häufig entzünden sich die Hirnhäute, das Knochenmark und die Gelenke. Die Erkrankung verläuft so schwer, dass vier bis sechs von 100 betroffenen Babys sterben. Besonders schlecht steht es um die Kinder, die zu früh zur Welt gekommen sind. Bei den Kindern, die die Krankheit überstehen, sind Langzeitfolgen der Nervenfunktionen nicht auszuschließen. Die frühe Form der Neugeborenensepsis betrifft besonders häufig die Kinder jener Frauen, die während der Schwangerschaft mit dem Urin B-Streptokokken ausgeschieden haben – egal, ob das mit Beschwerden verbunden war oder nicht. Auch für nachfolgende Kinder einer Frau, die bereits ein Kind mit einer Neugeborenensepsis zur Welt gebracht hat, ist das Erkrankungsrisiko sehr groß. Darüber hinaus entwickelt sich die Frühform der Neugeborenensepsis häufig bei Kindern, bei deren Geburt nach dem Blasensprung mehr als 24 Stunden vergangen sind, deren Mutter bei der Geburt Fieber hatte oder die als Frühgeburt zur Welt kamen. Auf neun Kinder, die die Frühform der Krankheit entwickeln, kommt eines mit der Spätform. Die Spätform äußert sich zwischen der zweiten Lebenswoche und dem dritten Lebensmonat meist als Hirnhautentzündung. Diese lässt sich relativ gut behandeln, sodass die Kinder wieder gesund werden können, ohne bleibende Schäden davonzutragen.

Die Behandlung von B-Streptokokken gehört unbedingt in die Hände eines Arztes, vor allem während der Geburt; als Betroffene sollten Sie Arzt und Hebamme umgehend informieren.

Zur Unterstützung der ärztlichen Behandlung:

▶ Nr. 5 Kalium phos. D6: über den Tag verteilt bis zu fünfmal 1 Tabl. lutschen bis 15.00 Uhr; gilt als „Antibiotikum" der Biochemie

▶ Nr. 10 Natrium sulf. D6: dreimal 2 Tabl. über den Tag verteilt lutschen

▶ Nr. 4 Kalium chlor. D6: vormittags und nachmittags je zweimal 2 Tabl. lutschen

▶ Nr. 11 Silicea D12: abends als „Heiße Elf" mit 5 bis 7 Tabl.

▶ Nr. 21 Zincum chlor. D6: zur Nacht zweimal 2 Tabl. lutschen

Hilfe bei drohender Gefahr

Erstmaßnahmen im Notfall

Bei starken Schmerzen im Bauch- oder Rückenbereich, Blutungen oder auch bei einem Blasensprung bzw. Fruchtwasserabgang ist mit Gefahren für Mutter und Kind zu rechnen. In diesem Fall müssen Sie umgehend den Arzt aufsuchen oder einen Krankenwagen rufen. Während des Wartens auf den Notarzt sollten Sie Ruhe bewahren und, wenn möglich, die Linksseitenlage mit erhöhtem Becken einnehmen. Außerdem sollten Sie unbedingt den Mutterpass bei sich tragen.

Muttermundschwäche (Zervixinsuffizienz)

Hier wird die Schwäche des Gebärmutterhalses bzw. die vorzeitige Erweiterung des Muttermundes in der Schwangerschaft beschrieben. Der Gebärmutterhals (Zervix) ist ca. 5 cm lang und bildet den unteren Teil der Gebärmutter. Hier finden wir die Öffnung zur Scheide, den Muttermund. Dieser ist von einer dicken Schleimhaut umgeben, die ca. 3 cm weit ins Scheidendach hineinragt. Die enge Öffnung verhindert normalerweise das Aufsteigen von Krankheitskeimen. Ein geschlossener Muttermund ist die unabdingbare Voraussetzung für einen ungestörten Schwangerschaftsverlauf. Öffnen sollte dieser sich erst ab der 36. Schwangerschaftswoche, wenn die Reifung des Kindes abgeschlossen ist und die Geburt beginnen kann. Während der Geburtswehen öffnet sich der Muttermund auf einen Durchmesser von mehr als 10 cm, um dem Kopf des Kindes Durchtritt zu gewähren.

Bei einer Frau, die noch nicht entbunden hat, ist der Muttermund noch grübchenförmig rund, nach einer Geburt verändert er sich zu einer meist quer gespaltenen Form. Muttermundschwäche tritt am häufigsten zwischen dem vierten und sechsten Schwangerschaftsmonat auf. Folge dieser Schwäche kann eine Fehlgeburt oder eine unausgereifte Frühgeburt sein. Eine genau erkennbare Ursache von Muttermundschwäche in der Schwangerschaft ist nicht bekannt. Diskutiert werden Bindegewebsschwäche, durch Operationen bedingte Veränderungen des Muttermunds, Komplikationen des Muttermunds durch frühere Schwangerschaften und evtl. Infektionen.

Frauen, die bereits eine Fehlgeburt durchleben mussten, sind in einer erneuten Schwangerschaft oft sehr ängstlich. Ich rate meinen Patientinnen, sich frühzeitig nach einer Hebamme ihres Vertrauens umzusehen. Mit Hilfe der begleitenden Hebamme und strenger Bettruhe kann eine Fehlgeburt oft umgangen werden.

Symptome

Muttermundschwäche ruft in der Regel so gut wie keine Schmerzen und nur

95

recht unspezifische Beschwerden hervor, möglicherweise treten Schmierblutungen, ein Druckgefühl im Unterbauch oder auch Vorwehen in den ersten Schwangerschaftswochen auf. Allerdings können diese Erscheinungen auch andere Ursachen haben, so sind z.B. Vorwehen in der Frühschwangerschaft aufgrund der Hormonumstellungen ganz normal.

Öffnet sich der Muttermund vorzeitig, besteht die Gefahr einer Fehlgeburt oder Frühgeburt. Zervixinsuffizienz wird leider häufig erst nach der ersten Früh- oder Fehlgeburt ärztlicherseits bestätigt.

Anhand folgender Kriterien stellt der Arzt die Zervixreife fest:
- Weite des Muttermundes
- Verkürzung der Zervix
- Höhenstand der Zervix
- Konsistenz des Muttermundes
- Position des Muttermundes

Mit diesen Werten wird mit Hilfe des „bishop-Scores" ein weiterer Wert ermittelt, der in Beziehung zum Stadium der Geburt steht. Um eine Muttermundschwäche frühzeitig festzustellen, ist die transvaginale Ultraschalluntersuchung heute Standard. Daneben wird eine Tastuntersuchung durchgeführt, um eine mögliche Öffnung des Muttermundes genauer beurteilen zu können. Außerdem wird im Ultraschall die Länge des Gebärmutterhalses gemessen; beträgt diese vor der 33. Schwangerschaftswoche mehr als 2,5 cm, droht eine Frühgeburt.

In diesem Fall müssen Sie sofortige Bettruhe einhalten. Wenn nötig, wird Sie Ihr Gynäkologe ins Krankenhaus einweisen, um eine engmaschige Überwachung zu gewährleisten; sollten Infektionen im Spiel sein, werden diese mit Hilfe von Antibiotika behandelt. Zusätzlich kommen wehenhemmende Medikamente zum Einsatz.

Stabilisierung
- Nr. 1 Calcium fluor. D12: im Laufe des Vormittags sechsmal 1 Tabl. lutschen
- Nr. 3 Ferrum phos. D12: im Laufe des Tages dreimal 2 Tabl. lutschen
- Nr. 8 Natrium chlor. D6: zweimal 2 Tabl. bis 16 Uhr lutschen
- Nr. 11 Silicea D12: im Laufe des Nachmittags und Abends sechsmal 1 Tabl. lutschen
- Außerdem die Salbe Nr. 1 morgens auf den unteren Rücken und zwischen Schamhaaransatz und Nabel einreiben, zusätzlich mit sauberem Finger sanft in den Scheideneingang bis zum Muttermund einmassieren; am Abend analog die Salbe Nr. 11 anwenden

Bei drohender Fehlgeburt
Die folgenden Salze in häufiger Gabe als „Heiße X" mit 3 bis 5 Tabl.:
- Nr. 2 Calcium phos. D6 – stabilisiert die Zellmembranen
- Nr. 3 Ferrum phos. D12 – für bessere Durchblutung und Sauerstoffversorgung
- Nr. 4 Kalium chlor. D6 – wichtigstes Drüsenmittel, unterstützt die Lymphe
- Nr. 6 Kalium sulf. D6 – für bessere Sauerstoffversorgung, unterstützt den Abbau von Schlacken

Dazu:
- Nr. 5 Kalium phos. D6: bis zu sechsmal 1 Tabl. über den Tag verteilt bis 15 Uhr lutschen
- Nr. 7 Magnesium phos. D6: zweimal täglich als „Heiße Sieben" mit 5, 7 oder 10 Tabl.

Blutungen

Blutungen während der Schwangerschaft müssen immer ernst genommen werden und bedürfen der Abklärung durch den behandelnden Arzt bzw. durch die betreuende Hebamme.

Blutung durch Verletzung

Eine blutende Verletzung im Scheidenbereich kann man sich z.B. durch Geschlechtsverkehr zuziehen; auch in diesem Falle sollte sicherheitshalber der Arzt zu Rate gezogen werden.
▶ Nr. 3 Ferrum phos. D12: sofort als „Heiße Drei" mit 10 Tabl., danach stdl. I Tabl. lutschen bis zur deutlichen Besserung bzw. bis die Blutung steht
▶ Evtl. zusätzlich Tablettenbrei aus Salz Nr. 3 zur äußerlichen Anwendung z.B. im Scheiden-Schamlippenbereich auftragen.

Förderung der Blutgerinnung

Im stündlichen Wechsel:
▶ Nr. 2 Calcium phos. D6: 2 Tabl. lutschen
▶ Nr. 4 Kalium chlor. D6: 2 Tabl. lutschen
▶ Nr. 12 Calcium sulf. D6: 2 Tabl. lutschen
So lange wiederholen, bis die Blutung steht.

Vorzeitige Wehen

Wie es zu Beginn der Schwangerschaft zu einer Fehlgeburt kommen kann, so kann es zu jedem späteren Zeitpunkt zu frühzeitiger Wehentätigkeit kommen, die aber nicht unbedingt zu einer Frühgeburt führen muss.

Im mittleren Drittel der Schwangerschaft ist das Wachstum am stärksten, die Gebärmutter ist jetzt oberhalb der Schambeinfuge angekommen und der Bauch nimmt schnell und deutlich an Umfang zu. Dieses Wachstum kann zu Kontraktionen führen, die durchaus normal sein können. Treten sie jedoch häufiger auf und sind schmerzhaft, dann verursachen sie Ängste bei der werdenden Mutter. Außerdem sollten sie durchaus als „Warnsignal" verstanden werden.

Alternative I
In der Zwei-Gläser-Methode:
▶ Nr. 2 Calcium phos. D6: Glas I als „Heiße Zwei" mit 10 bis 15 Tabl.
▶ Nr. 7 Magnesium phos. D6: Glas 2 als „Heiße Sieben" mit 10 bis 15 Tabl.
Immer wieder abwechselnd aus beiden Gläsern über den Tag verteilt schluckweise kauend trinken.

Alternative 2
Rhythmisierung mit der „Biochemischen Energieschaukel" (Variante):
▶ Nr. 2 Calcium phos. D6: morgens als „Heiße Zwei" mit 5 bis 10 Tabl.
▶ Nr. 5 Kalium phos. D6: mittags als „Heiße Fünf" mit 5 bis 10 Tabl.
▶ Nr. 7 Magnesium phos. D6: abends als „Heiße Sieben" mit 5 bis 10 Tabl.

Fehlgeburt

Zu den Maßnahmen bei drohender Fehlgeburt siehe Seite 107.

Sollte es zu einer Fehlgeburt gekommen sein, ist es wichtig, das fehlgeborene Kind zu betrauern. Ich rate hier sehr zur Begleitung durch eine Hebamme. Die meisten Hebammen und auch ich haben hier eine ganz eigene Auffassung, Einstellung und Interpretation zur Fehlgeburt. So ist es tröstlich für die Frau, wenn sie von mir erfahren darf, dass sich das werdende Leben selbst entscheiden darf, ob es bleiben oder gehen möchte. Oft entscheidet auch die Natur gegen ein Weiterleben. Ich erzähle meinen Frauen, dass ich sie mit Unterstützung einer Hebamme ganz natürlich begleiten kann und dass dann nicht unbedingt eine Ausschabung erfolgen muss. Wir können mit Hilfe der Schüßler-Salze auch eine natürliche Abbruchblutung auslösen. Das abfließende Blut und der Schleim werden von einer Binde aufgenommen, gesammelt und dann am Ort des Betrauerns vergraben. Hier kann später etwas gepflanzt werden: ein Baum, eine Rose oder Ähnliches. Dort können die Eltern Zwiegespräch mit dem Kind halten. Schon häufig ist dieser Tipp mit größter Dankbarkeit umgesetzt worden.

Danach können sich weitere, gesunde und vor allem angstfreie Schwangerschaften einstellen.

Noch viel mehr als Trost und Aufrichtung wird meist empfunden, wenn ich die Empfindungs- und Sichtweise aus anderen Kulturkreisen beschreibe: Die Mutter hat es dem Seelchen ermöglicht, irdische Schwere zu erfahren, ohne gleich das ganze Leben auf Erden verbringen zu müssen. Es durfte selbst entscheiden zu gehen. Nur eine in sich starke Persönlichkeit kann sich hier zur Verfügung gestellt haben, und das ist die trauernde Frau. Das macht Mut für die zukünftige Schwangerschaft.

Nachsorge bei Fehlgeburt

▶ Nr. 1 Calcium fluor. D12: morgens als „Heiße Eins" mit 5 Tabl.
▶ Nr. 5 Kalium phos. D6: mittags als „Heiße Fünf" mit 5 Tabl.
▶ Nr. 8 Natrium chlor. D6: bis 16 Uhr als „Heiße Acht" mit 5 Tabl.
▶ Nr. 11 Silicea D12: abends als „Heiße Elf" mit 5 Tabl.
▶ Außerdem Leberwickel (siehe Seite 27) mit den Salben Nr. 3, 6 und 10 im täglichen Wechsel

Vorbereitung auf das Baby

Geburtsvorbereitung

Geburtsvorbereitung heißt, Körper und Seele auf das große Ereignis einzustimmen. Es ist mir ein Anliegen, Sie mit einer sanften Geburtsvorbereitung zu begleiten und Ihnen viel Wissenswertes rund um die Vorsorge aus meiner Praxiserfahrung an die Hand zu geben. In den letzten Wochen der Schwangerschaft dreht sich naturgemäß alles um die nahende Geburt und um die Ankunft des neuen Erdenbürgers. Das Baby und der eigene Körper sind im Laufe der vergangenen neun Monate zu Ihrem Lebensmittelpunkt geworden, der Alltag ist dabei eher in den Hintergrund gerutscht.

Eine Geburt ist körperlich sehr anstrengend und läuft nicht ohne Schmerzen ab. Doch Sie können sich mental darauf einstellen. Eine große Hilfe ist der Besuch eines Geburtsvorbereitungskurses; dort lernen Sie Atem- und Entspannungsübungen, die Ihnen helfen, die Wehenschmerzen zu veratmen. Auch eine vorbereitende Dammpflege (z.B. Massage mit Salbe Nr. 1) ist wichtig. Das Dammgewebe sollte weich sein, damit es sich bei der Geburt unter dem Druck des Köpfchens dehnen kann.

Zur vorbereitenden Haut- und Gewebepflege siehe Seite 69.

Sie haben sich mit Ihrem Partner bereits eine Klinik und/oder eine Hebamme ausgesucht, Ihr Köfferchen ist gepackt. Ihr Partner ist in „Hab-Acht-Stellung", um Sie rechtzeitig in die Klinik zu fahren und Sie während der Geburt zu begleiten. Jede außerordentliche Bewegung, die Sie in Ihrem Körper wahrnehmen, lässt Sie aufhorchen, sind das schon die ersten Wehen?

Fast alle Babys werden im Zeitraum von zwei Wochen vor oder nach dem errechneten Geburtstermin geboren (38. bis 42. SSW). Wurde ärztlich abgeklärt, dass es Mutter und Kind in den ersten Wochen nach dem festgelegten Geburtstermin gut geht, besteht kein erhöhtes Risiko. Erst ab der 43. Woche spricht man von einer „Übertragung" (siehe Seite 108). Dann kann der Mutterkuchen (Plazenta) seine Aufgaben nicht mehr ausreichend erfüllen, in der Gebärmutter könnte sich eine Infektion bilden oder es könnten Geburtskomplikationen auftreten. Außerdem kann die zunehmende Größe des Kindes Probleme verursachen. In solchen Fällen wird die Geburt eingeleitet oder Sie werden über die Möglichkeit eines Kaiserschnitts informiert. Meist ist das jedoch nicht nötig, da die Wehen von allein einsetzen.

Schüßler-Salze für die Geburtsvorbereitung

Je 2 Tabl. über den Tag verteilt lutschen:
- Nr. 1 Calcium fluor. D12 – als Hart- und Weichmacher
- Nr. 3 Ferrum phos. D6 (Potenz beachten!) – zur Stärkung, fördert die Durchblutung und sorgt für ausreichende Sauerstoffzufuhr
- Nr. 5 Kalium phos. D6 – zur Stärkung für die Geburt, fördert die Gewebebildung

▶ Nr. 7 Magnesium phos. D6 – zur Vorbereitung auf die Wehen, unterstützt Herz, Nerven, Drüsen und Verdauung

▶ Nr. 8 Natrium chlor. D6 – fördert die Gewebebildung, zur Vorbereitung auf das Stillen

▶ Nr. 11 Silicea D12 – zum Aufbau der Nerven

Zur Erleichterung der Geburt

Drei Wochen vor Geburtstermin:

▶ Nr. 2 Calcium phos. D6: täglich dreimal 2 Tabl. auf der Zunge zergehen lassen, das unterstützt die Gebärmuttermuskulatur der Mutter sowie die Zahnbildung des Kindes, stärkt außerdem die Knochen von Mutter und Kind

Einige Tage vor Geburtstermin:

▶ Nr. 5 Kalium phos. D6: täglich dreimal 1 bis 2 Tabl. auf der Zunge zergehen lassen, das unterstützt und kräftigt die Gebärmuttermuskulatur vor und während der Geburt und erleichtert so die Austreibungsphase

Stillvorbereitung

Ihre Brüste werden während der Schwangerschaft aufs Stillen vorbereitet. Dazu stimulieren die Hormone Progesteron und Östrogen, die von den Eierstöcken und später vom Mutterkuchen gebildet werden, rückkoppelnd im Hypophysenvorderlappen die Ausschüttung des Hormons Prolaktin. Dieses fördert nach der Geburt des Kindes die Milchproduktion in der weiblichen Brust und führt zum Ausbleiben der Regelblutung. Wie FSH (Follikel stimulierendes Hormon) und LH (Luteinisierendes Hormon) wird es in der Hirnanhangsdrüse produziert. Prolaktin ist ein Hormon, das unter äußeren und inneren Stressbedingungen vermehrt freigesetzt wird. Unter dessen Einfluss wachsen die Brüste, wobei die Größe der Brust nichts über die Milchmenge aussagt. Oft haben gerade Frauen mit kleiner Brust mehr Milch als Frauen mit großen Brüsten.

Das Stillen ist für fast jede Frau, zumindest beim ersten Kind, eine Herausforderung. Das Neugeborene entwickelt bereits in den ersten 20 Minuten nach der Geburt den Saugreflex und möchte an der Brust trinken – es wird zum ersten Mal angelegt. Damit beginnt für die Brustwarzen eine strapaziöse Zeit. Sie brauchen jetzt besonderes viel liebevolle Zuwendung und Pflege.

Brustpflege

Bereits im Verlauf der Schwangerschaft sollten Sie Ihre Brüste sorgfältig pflegen, um schmerzhafte, rissige oder wunde Brustwarzen zu vermeiden und sie auf die starke Beanspruchung durch das Stillen vorzubereiten. In vielen Kulturen ist das Pflegen der Brust während der Schwangerschaft und der Stillzeit eine Selbstverständlichkeit.

Auf die übliche Brustwarzensalbe, wie sie in manchen Kliniken empfohlen wird, kann bei der Verwendung von Naturfaser-Stilleinlagen aus Wolle und Seide gänzlich verzichtet werden – zumindest ist das die Erfahrung freiberuflicher Hebammen. Durch die Reibung an den Stilleinlagen werden die Brustwarzen gestärkt. Zusätzlich können Sie mit einem möglichst harten Waschhandschuh an den Brustwarzen rubbeln. Sollten Sie Ihre Warzen auf Grund trockener Haut trotzdem mit einer Salbe pflegen wollen, dann können Sie dies mit den bewährten Schüßler-Salben tun. Massieren Sie die Brust von außen zur Brustwarze hin, rundherum und sternförmig, um auch gleich die Milchgänge anzuregen. Kommt etwas Vormilch, diese bitte sanft mit einmassieren. Die Brustwarze ist in der Regel robust, deswegen kann sie auch etwas gezwirbelt und gezupft werden, evtl. beim Liebesspiel bzw. durch den Partner. Kräftiges Saugen, Massagen und kaltes bis lauwarmes Abduschen regen die Blutzirkulation an. Nach Möglichkeit keine herkömmlichen Seifen verwenden, greifen Sie lieber zu Olivenöl- bzw. Schafmilchseife. Im Sommer ist das Sonnen- und Luftbaden wohltuend für die Brust.

Salbenmassage (gerne durch den werdenden Vater), jeweils auf Brust und Brustwarzen einmassieren:

▶ Salbe Nr. 1 Calcium fluor. D4: morgens
▶ Salbe Nr. 3 Ferrum phos. D4: mittags
▶ Salbe Nr. 11 Silicea D4: abends

Schüßler-Salze zur Stillvorbereitung

Jeweils als „Heiße 7" mit 3 bis 5 Tabl.:

▶ Nr. 1 Calcium fluor. D12, zur Kräftigung und für die Elastizität des Gewebes für Mutter und Kind

▶ Nr. 3 Ferrum phos. D12, unterstützt die Sauerstoffzufuhr, zur Immunstärkung

▶ Nr. 5 Kalium chlor. D6: bis 15 Uhr, unterstützt den Stoffwechsel und den Gewebeaufbau

▶ Nr. 8 Natrium chlor. D6: bis 16 Uhr, fördert den Nährstrom und sorgt für die Milchbildung

▶ Nr. 11 Silicea D12, nervenstärkend, fördert den Lymphstrom

IV. Rund um die Geburt

Die letzten Tage vor der Geburt können für Sie mit mehr oder weniger deutlich spürbaren Signalen verbunden sein, die die bevorstehende Geburt ankündigen. Vorboten für die baldige Ankunft des neuen Erdenbürgers sind neben Vorwehen:

▷ Das Tiefersinken des Bauches – nun fällt das Atmen wieder leichter. Dafür drückt das Köpfchen des Kindes verstärkt auf Harnblase und Darm; häufigeres Wasserlassen und vermehrter Stuhldrang, mitunter auch leichter Durchfall sind die Folgen.

▷ Der Abgang des Schleimpfropfes, der den Muttermund in den vergangenen neun Monaten zum Schutz vor aufsteigenden Infektionen verschlossen hat; dabei kann eine leichte Blutung auftreten.

▷ Ein Völlegefühl im kleinen Becken.

▷ Die Kindsbewegungen lassen nach (der Raum wird eng), hören jedoch nicht ganz auf.

▷ Mögliche Schlaf- und Appetitlosigkeit.

▷ „Nestbautrieb", verbunden mit allgemeiner Unruhe.

▷ Ein Gefühl, dass es jetzt mit der Schwangerschaft reicht.

Keineswegs müssen alle genannten Möglichkeiten auf Sie zutreffen, geschweige denn zeitnah zum Geburtstermin auftreten. Die individuellen Zeitspannen sind variabel. Möglicherweise zählen Sie zu den wenigen Frauen, bei denen die Geburt ganz ohne Vorboten beginnt.

Generell ist in der Geburtshilfe ein klarer Trend feststellbar: Nach all den medizinischen Fortschritten der letzten Jahrzehnte und der fortschreitenden „Medizinisierung" der Geburt wünschen sich immer mehr Frauen eine bewusste und vor allem natürliche Geburt. So werden seit einigen Jahren alternative Geburtsmethoden immer beliebter, z. B. das Hypnobirthing[3].

[3] Siehe Buch „HypnoBirthing. Der natürliche Weg zu einer sicheren, sanften und leichten Geburt" von Marie F. Mongan (Mankau Verlag).

Geburtsbeginn

Der Start zur Geburt wird vom Kind selbst ausgelöst. Zwischen Mutter und Kind läuft ein fein abgestimmter hormoneller Prozess ab: Das geburtsbereite und reife Kind schüttet ein Hormon aus der Nebennierenrinde aus, das die Geburtswehen in Gang setzt. Die mütterliche Hirnanhangsdrüse (Hypophyse) schüttet ebenfalls vermehrt Hormone aus, die die Wehenbildung anregen. Außerdem tragen Ihre Hormone zur Reifung des Muttermundes sowie zur Vorbereitung des gesamten Organismus auf die Geburt bei. Bei manchen Frauen geht der Muttermund langsamer auf, bei anderen schneller. Der Tastbefund des Gynäkologen bzw. der Hebamme wird Aufschluss darüber geben, wie viel Zeit noch bis zur Geburt verbleibt. Gibt es einen reifen Tastbefund zum errechneten Termin, dann wird alles seinen regelrechten Gang gehen; sollte der errechnete Geburtstermin bereits um einige Tage überschritten sein (siehe Seite 108), wird unter Umständen eine Einleitung empfohlen.

Für Sie sind die Tage vor der errechneten Niederkunft eine Zeit zwischen Vorfreude und angespannter Erwartung. Mögliche Vorwehen lösen eventuell einen Fehlalarm aus. Doch erst wenn die Wehen regelmäßig auftreten, beginnt die Geburt. Eine normale (regelrechte) Geburt ist ein physiologischer Vorgang: Es kommt zu einer spontanen Entbindung zwischen der 38. und 42. Schwangerschaftswoche; das Kind ist reif, normalgewichtig und findet den Weg ans Licht aus der vorderen Hinterhauptslage.

Wehen

Eine Geburt wird in drei Phasen unterteilt: in die Eröffnungsperiode, die Austreibungsperiode und die Nachgeburtsperiode. Die treibenden Kräfte hierzu sind die Wehen. Dabei handelt es sich um Kontraktionen der Gebärmuttermuskulatur, die sich vor allem in den letzten Wochen der Schwangerschaft und während der Geburt bemerkbar machen; man unterscheidet dabei mehrere Arten:

Schwangerschaftswehen
Unregelmäßige, schmerzlose Uteruskontraktionen, die während der gesamten Schwangerschaft auftreten, werden als Verhärtung wahrgenommen. Sie nehmen gegen Ende der Schwangerschaft an Stärke und Anzahl zu.

Senkwehen
Unregelmäßige Wehen in den letzten vier Schwangerschaftswochen, durch die das Kind tiefer tritt und das Köpfchen in den mütterlichen Beckeneingang gedrückt wird. Diese Wehen können leicht schmerzhaft und krampfartig sein, für Erstgebärende sind sie schwer von beginnenden Geburtswehen zu unterscheiden.

Vorwehen/Übungswehen
Dieser Wehentypus macht sich durch unregelmäßige, in der Schmerzintensität zunehmende, Kontraktionen bemerkbar und ist in den letzten Tagen vor der Geburt zu spüren.

Eröffnungswehen

Ihrem Namen entsprechend leiten diese Wehen die eigentliche Geburt ein. Sie sind regelmäßiger, intensiver und schmerzhafter und führen zur Öffnung des Muttermunds. Die Dauer einer Wehe beträgt etwa 20 bis 60 Sekunden, die Pause zwischen zwei Wehen in der Regel fünf bis zehn Minuten. Im Laufe der Entbindung werden die Abstände zwischen den Wehen immer kürzer, es gibt kaum noch Zeit zum Luft- und Kraftholen.

Austreibungs- und Presswehen

Ist der Muttermund vollständig geöffnet, wird das Kind durch die so genannten Austreibungs- und Presswehen geboren. In Verbindung mit der Bauchpresse sind die Presswehen die treibende Geburtskraft.

Nachgeburtswehen

Diese führen zur Lösung und Abstoßung der Plazenta nach der Geburt des Kindes.

Nachwehen

Treten bei der Rückbildung der Gebärmutter im Wochenbett auf. Diese können mit jeder Geburt stärker werden.

Sobald regelmäßige Wehen einsetzen, beginnt die Geburt. Durch die Eröffnungswehen weitet sich der Muttermund nach und nach. Die Wehen sind anfangs noch kurz und schwach mit langen Pausen. Die Schmerzen beginnen meist im Rücken und strahlen in Unterbauch und Oberschenkel aus; damit verbunden werden die Kontraktionen regelmäßiger und kräftiger, die Wehenpausen immer kürzer. Haben Sie länger als eine halbe Stunde am Stück Wehen und werden die Abstände regelmäßiger: zehn Minuten oder kürzer, dann wird es Zeit, in die Klinik oder ins Geburtshaus zu fahren. Im Falle einer Hausgeburt sollten Sie jetzt die Hebamme rufen. Grund zur Hektik besteht zumindest beim ersten Kind nicht. Meistens dauert die erste Geburt zwischen zwölf und achtzehn Stunden.

Wehenbehandlung

Das Mittel der Wahl wird jeweils als „Heiße X" mit 5, 7 oder 10 Tabl. eingenommen.

Krampfartige Wehen
▶ Nr. 7 Magnesium phos. D6

Wehen zu schwach
▶ Nr. 1 Calcium fluor. D12
▶ Nr. 3 Ferrum phos. D12
▶ Nr. 5 Kalium phos. D6
Am besten in der Drei-Gläser-Methode im Wechsel schluckweise trinken.

Wehen zu heftig, gegen Schmerzen
▶ Nr. 7 Magnesium phos. D6

Blasensprung

Auch hier unterscheidet man verschiedene Arten, je nach Zeitpunkt des Auftretens.

Vorzeitiger Blasensprung

Beim Blasensprung noch vor Beginn der Eröffnungsperiode besteht die Gefahr einer aufsteigenden Infektion.

Frühzeitiger Blasensprung

Hier tritt der Blasensprung während der Eröffnungsperiode auf.

Rechtzeitiger Blasensprung

Hier springt die Fruchtblase am Ende der Eröffnungsperiode.

Verspäteter Blasensprung

In diesem Fall kommt es erst nach vollständiger Eröffnung des Muttermunds zum Blasensprung.

Ein vorzeitiger Blasensprung gilt als Vorbote für die nahende Geburt. Gegen Ende der Schwangerschaft ist das Kind umgeben von rund einem Liter Fruchtwasser. Sobald die Fruchtblase reißt, geht das Fruchtwasser entweder tropfenweise oder als Schwall ab. Jetzt ist es an der Zeit, die Hebamme zu informieren bzw. sich auf den Weg in die Klinik oder ins Geburtshaus zu begeben. Normalerweise stellen sich innerhalb weniger Stunden nach einem vorzeitigen Blasensprung regelmäßige Wehen ein. Sollte dies nicht der Fall sein, müssen Sie unbedingt ins Krankenhaus, um zu verhindern, dass Keime in die Gebärmutter aufsteigen. Das Kind sollte innerhalb von 24 Stunden, allerspätestens 48 Stunden nach dem Blasensprung geboren sein.

Bitte lassen Sie sich liegend von Ihrem Partner in die Klinik fahren, wenn das Fruchtwasser in großen Mengen abgeht, damit die Nabelschnur nicht neben das Köpfchen des Kindes rutschen kann; andernfalls besteht die Gefahr eines Nabelschnurvorfalls. Sitzt das Köpfchen schon fest im Becken – in diesem Fall geht das Fruchtwasser nur tröpfchenweise ab –, können Sie in aller Ruhe und aufrecht in die Klinik fahren bzw. die Zeit bis zur Geburt nach Ihrem eigenem Gusto gestalten und ruhen, sich bewegen oder noch etwas schlafen.

Behandlung nach Blasensprung

▶ Nr. 2 Calcium phos. D6: Zwei- bis dreimal im Laufe des Tages als „Heiße Zwei" mit 3 bis 5 Tabl., stabilisiert die Zellhüllen

▶ Nr. 5 Kalium phos. D6: Zwei- bis dreimal im Laufe des Tages als „Heiße Fünf" mit 3 bis 5 Tabl., zur allgemeinen Stärkung von Nerven und Psyche, kann hier ausnahmsweise auch nach 15.00 Uhr eingenommen werden

▶ Nr. 7 Magnesium phos. D6: Zwei- bis dreimal im Laufe des Tages als „Heiße Sieben", vor allem zur Nacht; zur Entspannung des vegetativen Nervensystems, gegen Krämpfe und zur Wehenerleichterung

Frühgeburt und Übertragung

Die voraussichtliche Schwangerschaftsdauer wird auf 280 Tagen festgelegt, ausgehend von der letzten Menstruation +/- 14 Tage. Sie können Ihren individuellen, erwarteten Geburtstermin anhand der „Naegele-Regel" (siehe Seite 59) ganz leicht selbst berechnen. Darüber hinaus kann Ihr Gynäkologe den Termin anhand der Entwicklung Ihres Babys, die er mittels Ultraschall verfolgt, näher eingrenzen. Der Beginn des Mutterschutzes wird allerdings nach dem „offiziellen", zu Beginn der Schwangerschaft errechneten, Geburtstermin festgelegt.

Einige wenige Babys halten sich tatsächlich an den ersten errechneten Geburtstermin; die meisten Kinder werden jedoch im Zeitraum von zwei Wochen vor oder nach dem voraussichtlichen Termin geboren (38. bis 42. SSW).

Frühgeburt

Darunter verstehen wir eine Lebendgeburt vor Vollendung der 37. Schwangerschaftswoche. Über mögliche Ursachen wird viel diskutiert. Häufig beobachtete Auslöser sind eine vorzeitige Öffnung des Muttermunds, Gebärmutterfehlbildungen, Myome, frühere Fehl- oder Frühgeburten, eine Präeklampsie, lokale wie allgemeine Infektionen oder auch eine Überforderung der werdenden Mutter. Eine drohende Fehlgeburt erkennen Sie am vorzeitigen Einsetzen regelmäßiger Wehen; darüber hinaus kann trotz Beschwerdefreiheit die vorzeitige Öffnung des Muttermunds durch den Arzt festgestellt werden. Zur Behandlung von vorzeitigen Wehen und Muttermundschwäche siehe Seite 95.

Allerdings treten in den letzten Wochen der Schwangerschaft häufiger Vorwehen, so genannte Übungswehen, auf. Diese können so stark sein, dass es den Anschein hat, die Geburt würde beginnen. Verhalten Sie sich dann ruhig und gelassen, entspannen Sie sich und versuchen Sie, die Atemübungen aus der Yogastunde einzusetzen. Sie werden sehen, bald tritt wieder Ruhe ein und die Geburt lässt noch ein Weilchen auf sich warten. Mehrlinge wählen sich übrigens grundsätzlich einen früheren Geburtstermin aus, weil der Platz nicht mehr ausreicht.

Die schulmedizinische Behandlungsstrategie bei drohender Frühgeburt richtet sich nach der Schwangerschaftsdauer und der wahrscheinlichen Ursache der sich ankündigenden verfrühten Geburt. Wiegt das Kind unter 2500 g, dann ist das Risiko aufgrund seiner körperlichen Unreife größer als das durch das auslösende Symptom der Mutter. In diesem Fall wird versucht, die Schwangerschaft mittels wehenhemmender Maßnahmen wie strenge Bettruhe und gezielte Medikamente so weit es geht zu verlängern. Dabei geht es in erster Linie darum, die Lungenreife des Ungeborenen zu fördern. Bei einem Gewicht über 2500 g wird dagegen in der Regel keine Behandlung vorgenommen; sollte das Kind in Gefahr sein, wird die Geburt umgehend eingeleitet.

Übertragung

Ist ärztlich abgeklärt, dass es Mutter und Kind trotz Überschreitung des festgelegten Geburtstermins gut geht, besteht kein erhöhtes Risiko. Laut Definition gilt die Schwangerschaft als übertragen, wenn sie mehr als 293 Tage dauert. Sollte es tatsächlich zu einer echten Übertragung kommen, dann besteht für das Kind Gefahr, denn es wird durch die alternde Plazenta nicht mehr ausreichend mit Nährstoffen versorgt; noch problematischer ist der sich einstellende Sauerstoffmangel für das Kind. Weiterhin kann es innerhalb der Gebärmutter zu Infektionen kommen, nicht abzusehende Komplikationen während der Geburt können sich einstellen. Außerdem kann die zunehmende Größe des Kindes Probleme verursachen. Wenn der Geburtstermin um zehn Tage oder mehr überschritten ist, wird Ihr Frauenarzt unter anderem mit Fruchtwasserspiegelung, CTG, Belastungstest mit Oxytocin (wehenförderndes Mittel) und Ultraschall überprüfen, ob es dem Kind noch gut geht oder ob die Geburt auf schnellstem Weg eingeleitet werden muss. Sollte trotz Einleitung mit wehenfördernden Mitteln (Oxytocin) ein Kaiserschnitt notwendig sein, ist dieser sicher weniger belastend für Sie und Ihr Kind, als wenn zu lange gezögert würde und schließlich ein Not-Kaiserschnitt unter Vollnarkose erfolgen müsste.

Geburtseinleitung

Zur Unterstützung und zur Wehenförderung:

▶ Nr. 7 Magnesium phos. D6: mehrmals täglich als „Heiße Sieben" mit 5, 7 oder 10 Tabl.

Geburtserleichterung

Um die Geburt so angenehm wie möglich erleben zu können, sollten Sie einige Punkte beachten.

Wohlfühlatmosphäre

Wichtig ist, dass Sie sich zu Hause, im Geburtshaus oder in der erwählten Klinik wohlfühlen. Eine angenehme und entspannte Atmosphäre wirkt sich positiv auf den Geburtsverlauf aus. Auch die Entbindung in einer Klinik ist heute nicht mehr mit der Situation unserer Mütter oder Großmütter zu vergleichen, so ähnelt der Kreißsaal mittlerweile eher einem Wohnzimmer als einem sterilen Operationsraum. Warme Farben, eine freundliche Umgebung, verbunden mit der Sicherheit durch Hebammen, Ärzte sowie die Geräte und Diagnosemöglichkeiten im Hintergrund prägen den modernen Kreißsaal.

Begleitperson

Wählen Sie sich rechtzeitig Ihre vertraute Begleitperson aus, die Sie durch die Entbindung trägt. Sie gibt Zuspruch, hält die Hand und massiert an schmerzenden Stellen. In der Regel wird es der werdende Vater sein – es kann aber auch eine gute Freundin oder die Mutter sein. Ihre Begleitung sollte rechtzeitig darüber informiert sein und sich mit dem Geburtsvorgang vertraut machen, vor allem dann, wenn sie noch nie bei einer Geburt dabei war. Sollte sich Ihr Partner gegen eine Begleitung entscheiden, dann dis-

kutieren Sie das bitte ausführlich – evtl. gemeinsam mit Ihrer Hebamme –, damit Sie verstehen und respektieren, warum es ihm nicht möglich ist. Schließlich soll ja der Partner und Vater auch hinterher mit Ihnen in einer guten Beziehung leben. Es gibt Männer, die diese Begleitung nicht leisten können und trotzdem eine gute Bindung zu Ihnen und dem Kind aufbauen können.

Bewegung und Lagewechsel

Bewegen Sie sich, so oft und so viel Sie das können. Erfahrungsgemäß werden dann seltener Schmerzmittel und operative Geburtseingriffe benötigt. Durch aufrechtes Umhergehen werden die Wehen effektiver und durch den Druck des Kindes (Schwerkraft) öffnet sich der Muttermund leichter. Zudem verbessern aufrechte Position oder Vierfüßlerstand die Sauerstoffversorgung der Lunge. Also munter die Positionen wechseln: Stehen, Gehen, Liegen, Hocken, Vierfüßlerstand und was sonst noch möglich und angenehm ist.

Hilfsmittel zur Geburtserleichterung

Lassen Sie sich von Ihrer Hebamme beraten und hören Sie sich im Bekanntenkreis um, welche Erfahrungen andere Frauen gemacht haben. Was empfiehlt die Geburtsklinik Ihrer Wahl? Zur Auswahl stehen z.B. Partoball, Gebärhocker,

Geburtsrad oder Roma-Rad, Geburtsseil sowie warme Bäder (Wassergeburt) und Massagen.

Geburtserleichterung am Entbindungstag

Beachten Sie bitte auch die Empfehlungen zur Geburtsvorbereitung auf Seite 99. Hier können Sie nachlesen, ab wann Sie die empfohlenen Salze einnehmen sollten.

Hauptmittel

▶ Nr. 5 Kalium phos. D6: im Laufe des Tages mehrmals in kurzen Zeitabständen als „Heiße Fünf" mit 3 bis 5 Tabl., unterstützt und kräftigt die Gebärmuttermuskulatur vor und während der Geburt und erleichtert so die Geburts- bzw. Austreibungsphase

Nebenmittel

▶ Nr. 2 Calcium phos. D6: im Laufe des Tages zwei- bis dreimal als „Heiße Zwei" mit 5 Tabl.

Verkrampfung

Immer wieder neigen gerade Erstgebärende zu einer Verkrampfung des Muttermunds bzw. des Gebärmutterhalses. Bei einer Hausgeburt wird die Hebamme sich bemühen, warme Bäder, Schüßler-Salze und andere Hilfsmaßnahmen aus ihrem Erfahrungsschatz einzusetzen.

Sollte sich bei einer Klinikgeburt der Krampf mit Hilfe der oben genannten Möglichkeiten nicht lösen lassen, wird evtl. eine Rückenmarksnarkose (PDA) nicht zu umgehen sein.

Hauptmittel

▶ Nr. 7 Magnesium phos. D6: so oft wie nötig als „Heiße Sieben" mit 10 Tabl., bis sich der Krampf gelöst hat; die Nr. 7 ist das Krampfmittel der Biochemie

Zwischenmittel

▶ Nr. 19 Cuprum arsenicosum D6: bis zu dreimal als „Heiße 19" mit 5 Tabl. im Wechsel mit Nr. 7, ebenfalls zum Entkrampfen

Erschöpfung

Sollten Sie während der Geburt eine Phase der Erschöpfung durchlaufen, dann empfehle ich sowohl Ihnen als auch Ihrem Partner eine Variante der „Biochemischen Energieschaukel".

Am besten in der Drei-Gläser-Methode, in kurzen Zeitabständen hintereinander in kleinen Schlucken trinken:

▶ Nr. 2 Calcium phos. D6: als „Heiße Zwei" mit 10 Tabl.
▶ Nr. 5 Kalium phos. D6: als „Heiße Fünf" mit 10 Tabl.
▶ Nr. 7 Magnesium phos. D6: als „Heiße Sieben" mit 10 Tabl.

Bei Kräfteverlust

Am besten in der Drei-Gläser-Methode, in kurzen Zeitabständen hintereinander in kleinen Schlucken trinken:

▶ Nr. 5 Kalium phos. D6: als „Heiße Fünf" mit 5 bis 10 Tabl.
▶ Nr. 7 Magnesium phos. D6: als „Heiße Sieben" mit 10 Tabl.
▶ Nr. 8 Natrium chlor. D6: als „Heiße Acht" mit 5 Tabl.

Schmerzbehandlung

Jede Frau nimmt die Geburtsschmerzen anders wahr. Selbst wenn sie schon mehrere Geburten durchlebt hat, wird sie jede vom Schmerzempfinden her anders beschreiben. Zum Glück vergisst man das auch wieder. Der Umgang mit Schmerzen ist individuell; es gibt viele Möglichkeiten, damit umzugehen, z. B. den Schmerz zu veratmen. Eventuell werden Sie sich für eine medizinische Geburtserleichterung entscheiden. Informieren Sie sich am besten schon vor Geburtsbeginn über mögliche schmerzlindernde Maßnahmen und wägen Sie ab, ob Sie dies wollen oder nicht.

Schmerzmittel der Biochemie[4]

▶ Nr. 7 Magnesium phos. D6: als „Heiße Sieben" mit 5 bis 10 Tabl. in kurzen Zeitabständen, bis eine spürbare Linderung der Schmerzen wahrnehmbar wird, dann im Zwei-Stunden-Rhythmus wiederholen

Kreuzbeinschmerzen

Viele Gebärende klagen über Schmerzen im Bereich des Kreuzbeins.

Am besten in der Drei-Gläser-Methode, in kurzen Zeitabständen hintereinander in kleinen Schlucken trinken:

• Nr. 1 Calcium fluor. D12: in kurzen Abständen als „Heiße Eins" mit 5 Tabl., zur Entspannung

• Nr. 3 Ferrum phos. D12: in kurzen Abständen als „Heiße Drei" mit 7 Tabl., unterstützt die Sauerstoffzufuhr

• Nr. 7 Magnesium phos. D6: in kurzen Abständen als „Heiße Sieben" mit 10 Tabl., zum Entspannen von Muskulatur und Nerven

---

[4] Zu den Einnahmeempfehlungen bei genauer Unterscheidung der Schmerzempfindung siehe mein Buch „Die 12 Salze des Lebens" (siehe Anhang).

Unterstützung bei Sectio

Nicht immer endet eine Schwangerschaft optimal und nicht jedes Kind erblickt das Licht der Welt auf natürlichstem Weg durch den mütterlichen Geburtskanal. Manchmal muss – geplant oder ungeplant – der Operationssaal aufgesucht werden. Es wäre hilfreich, sich in jedem Fall auf einen möglichen Kaiserschnitt vorzubereiten, vor allem dann, wenn dieser von Anfang an geplant war. Prüfen Sie die Indikationen und holen Sie eine Zweitmeinung ein.

Bei einer geplanten Sectio sollte nach Möglichkeit der eigene Rhythmus von Mutter und Kind die Geburt einleiten. Es gibt Hebammen, die die natürlichen Wehen abwarten möchten und dann erst die Geburt mit Kaiserschnitt zur Vollendung bringen. Holen Sie sich Unterstützung durch Ihren Partner oder Ihre Hebamme, die für Sie aussprechen können, was Sie sich wünschen.

Lassen Sie sich im Falle einer Not-Sectio vorher möglichst gut informieren, damit Sie innerlich ruhig bleiben können.

Verzichten Sie nach Möglichkeit auf eine Vollnarkose und bevorzugen Sie eine PDA oder Spinalanästhesie. Sie sollten nach der Entbindung des Kindes nicht unnötig schlafen, da sonst der so wichtige Erstkontakt verlorengeht. Während der Operation sollte Ihnen und Ihrem Partner erklärt werden, was nun geschieht. Bei der Abnabelung darf bei einem Kaiserschnitt aus medizinischen Gründen (massiver Blutverlust) nicht gewartet werden, bis die Nabelschnur auspulsiert hat. Es wäre gut für das Kind, etwa 14 Tage nach dem Kaiserschnitt mit Hilfe von Cranio-Sacral-Therapie oder Osteopathie eventuelle Störungen, welche durch das sofortige Abnabeln entstanden sind, zu behandeln – ein sehr wertvoller Rat, den ich allen Schwangeren mit auf dem Weg gebe und der gerne befolgt wird, weil dann z.B. eine Atlasblockierung sofort korrigiert werden kann[5].

Da das Kind nicht mit dem mütterlichen Scheidenmilieu in Kontakt kommt, fehlt sozusagen der Erstkontakt, um den Säuglingsdarm zu kolonisieren. Lassen Sie sich hier in der Apotheke beraten, um den Darm gewissermaßen zu „beimpfen".

Lassen Sie nach Möglichkeit die Nase des Babys nicht absaugen. Das Absaugen hat zur Folge, dass die Schleimhäute anschwellen; das Kind als reiner „Nasenatmer" kommt dadurch in Not. Sollte der kindliche Gaumen abgesaugt werden, kann es durch diese intensive Manipulation zu einer Irritation des Saugzentrums kommen, was Stillprobleme nach sich ziehen kann.

Zur Behandlung der Sectio-Naht siehe Seite 114.

Tipp: Bitten Sie das Klinikpersonal vor Ihrer Entlassung um Erstellung und Aushändigung eines informativen OP-Berichts.

---

[5] Siehe hierzu auch mein Ratgeber „Schüßler-Salze für Ihr Kind" (siehe Anhang), Stichwort „Kiss-Syndrom".

Nachgeburt

Die Nachgeburtsphase beginnt mit dem Abnabeln des Kindes und dauert bis Plazenta, Fruchtblase und restliche Nabelschnur aus der Gebärmutter ausgestoßen sind.

Zur Nachgeburt zieht sich die Gebärmutter unmittelbar nach der Geburt noch einmal zusammen, dadurch löst sich der Mutterkuchen von der Gebärmutterwand und wird in der Regel mit einigen schmerzfreien Wehen ausgetrieben. Generell kann man sagen: Alles, was wir für die Geburtsunterstützung einsetzen, hat auch einen positiven Einfluss auf die Nachgeburtsphase. Meist verläuft diese unproblematisch und ganz nebenbei, während die frischgebackenen Eltern ihr kleines Wunder begrüßen. Wichtig ist zunächst, dem kleinen Erdenbürger die ersten Minuten außerhalb des Mutterleibs so schön und angenehm wie möglich zu gestalten.

Unabhängig davon, ob Sie Ihr Baby zu Hause, im Geburtshaus oder in einer Klinik bekommen, warten Sie nach der Geburt darauf, dass die Plazenta von selbst abgestoßen wird. Das kann bis zu einer Stunde dauern. Bei Müttern, die ihr Baby auf der Haut fühlen oder es stillen, kontrahiert der Uterus meist schneller. In diesem Fall müssen Sie bei der Nachgeburt durch Pressen nachhelfen, eventuell im Knien. Die Nabelschnur wird erst abgeklemmt, wenn sie aufgehört hat zu pulsieren. Das Baby bekommt auf diese Weise noch sauerstoffreiches Blut aus der Plazenta.

Sollten Sie schon in der Schwangerschaft unter Komplikationen gelitten haben, z.B. unter Anämie, heftigen Blutungen oder Bluthochdruck, werden Arzt oder Hebamme die Einleitung der Nachgeburt empfehlen. Weitere Indikationen zur Einleitung der Nachgeburt können auch Zwillingsgeburten, sehr lange Wehen oder auch eine Vakuum- und Zangengeburt sein. Zur Einleitung der Nachgeburt bekommen Sie eine Spritze in den Oberschenkel. Damit wird das kräftige Zusammenziehen des Uterus gefördert und die Plazenta trennt sich ab. Dadurch kommt es ohne Ihr Zutun sehr schnell zur Nachgeburt; die begleitende Hebamme wartet, bis die Gebärmutter kontrahiert, und zieht die Plazenta sanft an der Nabelschnur heraus. Der Vorteil: Es geht alles sehr schnell, meist innerhalb von fünf bis zehn Minuten, und der Blutverlust ist gering. Als Nebenwirkungen können die Wehenmittel Ohnmacht, Übelkeit oder Kopfschmerzen mit sich bringen.

Bonding

Unter „Bonding" versteht man den Beginn der Mutter-Kind- bzw. Eltern-Kind-Beziehung. Der so wichtige Erstkontakt zwischen dem Baby und der Mutter sollte Haut auf Haut stattfinden können. Eine Wärmedecke sollte bereitliegen, Anziehen und das Baden des Neugeborenen erfolgen erst später. Außerdem sollte das Kind möglichst bald zum Stillen angelegt werden, die Mutter erhält dabei Unterstützung durch die Hebamme oder Krankenschwester. Wenn das Kind gut durchatmet, erfolgt der Neugeborenenstatus erst nach dem ersten Stillen.

Geburtsverletzungen

Schon allein durch die starke Beanspruchung des Gewebes im Scheidenbereich sind Verletzungen möglich. Die Zug- und Druckbelastungen auf das Gewebe sind außergewöhnlich hoch. Scheidenrisse und -schürfungen, Risse in den Schamlippen oder an der Klitoris sind mögliche Folgen. Der Dammriss stellt die häufigste Geburtsverletzung dar. Anatomisch ist der Damm ein Teil des Beckenbodens und trennt den Scheideneingang vom After. Es gibt trotz intensiver Dammpflege und -massage keine Garantie dafür, einen Dammriss zu vermeiden. Lässt die begleitende Hebamme Ihnen und dem Kind ausreichend Zeit, beschleunigt also die Geburt nicht, und achtet sie beim Austritt des kindlichen Kopfes auf das Zusammenspiel von Wehenrhythmus und Ihrem persönlichen Rhythmus, dann wird der Damm langsamer und sanfter gedehnt. Durch diesen achtsamen Umgang kommen weniger Dammverletzungen vor.

Dammriss, -schnitt, Labienriss, Sectionaht und Ähnliches[6]

„Unfallmittel" der Biochemie
▷ Nr. 3 Ferrum phos. D12: alle zwei Stunden 2 Tabl. lutschen oder mehrmals täglich als „Heiße Drei" mit 5 Tabl.
▷ Außerdem Spülungen mit Nr. 3, hierzu 10 bis 20 Tabl. in 1/8 Liter warmem Wasser auflösen; im unverletzten Umgebungsbereich Salbe Nr. 3 sanft einklopfen

Tipp: In den ersten Tagen viel liegen. Nach jedem Toilettengang Spülungen mit Salz Nr. 3 wie oben beschrieben oder Spülungen mit Kamillelösung (z.B. Kamillosan®).

Eiternde Wunde
▷ Nr. 9 Natrium phos. D6
▷ Nr. 11 Silicea D12
Drei- bis fünfmal pro Tag je 5 Tabl. Nr. 9 und Nr. 11 zusammen in heißem Wasser auflösen und schluckweise trinken.

▷ Nr. 5 Kalium phos. D6: bis zu siebenmal 1 bis 2 Tabl. bis 15 Uhr lutschen – „Antibiotikum der Biochemie"

Zur Förderung der Hautbildung
▷ Nr. 2 Calcium phos. D6: morgens als „Heiße Zwei" mit 5 bis 7 Tabl.
▷ Nr. 5 Kalium phos. D6: mittags als „Heiße Fünf" mit 5 Tabl.
▷ Nr. 8 Natrium chlor. D6: über den Tag verteilt bis 16.00 Uhr drei- bis fünfmal 2 Tabl. lutschen

Schlecht heilend
▷ Nr. 9 Natrium phos. D6: vormittags und nachmittags als „Heiße Neun" mit 5 Tabl.
▷ Nr. 12 Calcium sulf. D6: im Laufe des Tages drei- bis viermal 2 Tabl. lutschen

Mit Schwellung
▷ Nr. 4 Kalium chlor. D6: zwei- bis dreimal täglich als „Heiße Vier" mit 5 bis 7 Tabl.
▷ Außerdem die Salbe Nr. 4 sanft auftragen

---

[6] Zur individuellen Wundbehandlung mit detaillierter Unterscheidung siehe Buch „Die 12 Salze des Lebens".

V. Im Wochenbett

Sie haben die Geburt gut überstanden und der neue Erdenbürger tut sein Bestes, Ihr bisheriges Leben auf den Kopf zu stellen. Obgleich die erste Zeit mit dem Baby an sich schon eine Herausforderung darstellt, haben auch die neun Monate Schwangerschaft und die Strapazen der Entbindung körperliche Spuren hinterlassen. Hier ist sicherlich ein wenig Geduld gefragt. Eine alte Hebammenweisheit lautet: „Eine Schwangerschaft kommt neun Monate und geht neun Monate." Geben Sie sich also ausreichend Zeit, aber vergessen Sie neben all der mütterlichen Fürsorge und Pflege Ihres Babys nicht, auf sich selbst zu achten. Auch Ihr Körper hat es verdient, dass Sie ihm liebevolle Aufmerksamkeit schenken und sich um seine Bedürfnisse und eventuelle Beschwerden kümmern.

So mussten beispielsweise Ihr Rücken und Ihre Beine neun Monate lang eine süße, aber immer schwerer werdende Last tragen. Die Schwangerschaftshormone ließen Bänder, Sehnen und Knorpel weich und elastisch werden, die überdehnten Bauchmuskeln können den Rücken noch nicht richtig entlasten. Der Körper versucht nun, die verringerte Stabilität durch zusätzliche Muskelkraft zu kompensieren; dies kann zu Ermüdungen und schmerzhaften Verspannungen führen. Hier können meine Empfehlungen aus Kapitel 3 sehr hilfreich sein (siehe Seite 59).

Nachwehen und Rückbildung

Nachdem die knapp faustgroße Gebärmutter in der Schwangerschaft auf die ungefähre Größe einer Wassermelone angewachsen ist und ein Gewicht von bis zu einem Kilogramm erreicht hat, muss sie sich nun wieder zurückbilden. Innerhalb der ersten sechs bis acht Wochen nach der Geburt schrumpft die Gebärmutter auf ihre ursprüngliche Größe und wiegt dann 50 bis 70 Gramm. Dieses Zurückbilden kann leichte Schmerzen bereiten. Vor allem beim Stillen werden Sie die Nachwehen wahrnehmen. Durch das Anlegen Ihres Säuglings wird das Hormon Oxytocin ausgeschüttet, das für den Milchspenderreflex und das Kontrahieren der Gebärmutter sorgt. So gesehen sind die Nachwehen ein notwendiges Übel, um die erwünschte Rückbildung zu gewährleisten. Ihre Hebamme wird den höchsten Punkt der Gebärmutter und den Nabel fühlen und ertasten, wie die Gebärmutter täglich kleiner wird. Als Erstgebärende werden Sie die Nachwehen kaum spüren. Bei Frauen, die bereits mehrere Geburten durchlebt haben, kann es dagegen richtig ziehen und mitunter recht unangenehm werden. Sollten Sie die Schmerzen während des Stillens als unerträglich empfinden, dann lassen Sie das Baby erst die eine Brust leer trinken, veratmen dann den Schmerz und legen es anschließend erneut an.

Viele Frauen haben nach der Entbindung erst einmal das Gefühl, es fehle ihnen etwas. Der vormals gefüllte Bauch ist auf einmal leer. Die Haut und das Gewebe haben eine große Leistung vollbracht, dennoch können sich infolge der starken Dehnung in den letzten Wochen vor der Geburt Schwangerschaftsstreifen gebildet haben. Die Bauchhaut fühlt sich fremd an, sie ist schlaff, oft auch schrumpelig (zur Bauchdeckenpflege siehe Seite 70). Die Bauchdecke sinkt beim Liegen nach innen, im Stehen wölbt sie sich nach außen. Die Organe des Bauches wie z. B. der Darm müssen sich erst wieder einrichten, sollten aber dennoch funktionieren, als wäre nie etwas gewesen.

Nachwehen

Bei Schmerzen

Das Mittel der Wahl, vor allem für Mehrgebärende:

▶ Nr. 7 Magnesium phos. D6: je nach Bedarf mehrmals täglich als „Heiße Sieben" mit 5 bis 10 Tabl., vor allem während des Stillens immer wieder einen Schluck trinken, um beim Zurückbilden der Gebärmutter die Entkrampfung zu unterstützen

▶ Außerdem die Salbe Nr. 7 im Bereich von Unterleib und unterem Rücken einreiben

Zur Unterstützung der Nachwehen

Im stündlichen Wechsel als „Heiße X" mit jeweils 3 bis 5 Tabl.:

▶ Nr. 1 Calcium fluor. D12: fördert das Zusammenziehen der Gebärmutter

▶ Nr. 5 Kalium phos. D6: fördert die Neubildung des Gewebes

▶ Nr. 7 Magnesium phos. D6: entspannt und entkrampft

▶ Außerdem die Salben Nr. 1, 5 und 7 im Wechsel auf Unterleib und unteren Rücken auftragen und gut einreiben

Ausbleiben der Nachwehen

Jeweils als „Heiße X" mit 5 bis 7 Tabl. in der „Drei-Gläser-Methode" und im Wechsel schluckweise trinken:

▶ Nr. 1 Calcium fluor. D12: fördert die Elastizität
▶ Nr. 3 Ferrum phos. D12: verbessert die Sauerstoffzufuhr
▶ Nr. 5 Kalium phos. D6: unterstützt das Gewebe
▶ Außerdem die Salben Nr. 1, 5 und 7 im Wechsel auf Unterleib und unteren Rücken auftragen und gut einreiben

Gebärmutterrückbildung

Jeweils als „Heiße X" mit 5 bis 7 Tabl. in der „Drei-Gläser-Methode" und im Wechsel schluckweise trinken:

▶ Nr. 1 Calcium fluor. D12: fördert die Rückbildung
▶ Nr. 3 Ferrum phos. D12: fördert die Rückbildung durch Sauerstoff
▶ Nr. 11 Silicea D12: fördert die Rückbildung und stärkt das Bindegewebe
▶ Außerdem die Salbe Nr. 1 mehrmals täglich auf Unterleib und unteren Rücken auftragen und gut einreiben

Wochenfluss

Jede Frau hat nach der Geburt Blutungen. Während der Schwangerschaft haftet die Plazenta an der Gebärmutterwand, sobald sie aber abgestoßen wird, entsteht eine blutende Wunde. Dieses Blut bezeichnet man als Wochenfluss (postnatale Blutung). Durch den nötigen und durchaus hilfreichen Wochenfluss säubert der Körper die Gebärmutter, indem er überschüssiges Blut, Schleim und die Reste der Eihaut ausscheidet. Die Menge, die dabei ausgeschieden wird, kann von Frau zu Frau sehr unterschiedlich sein und pro Tag ca. 200 bis 500 ml erreichen. Setzt nach der anfänglichen Blutung die Wundheilung ein, dann verfärbt sich auch der Wochenfluss von einem hellen Rot oder Rosa über eine bräunliche bis hin zu einer gelblich-weißen Farbe, die nach ca. 12 bis 14 Tagen erreicht sein sollte. Das Wundsekret ist dann fast nicht mehr nachweisbar, dafür verflüssigte Zellen.

Der Wochenfluss kann bis zu acht Wochen andauern. Sie sollten sich in dieser Zeit schonen und sich und Ihrem Baby viel Ruhe gönnen.

Hygiene während des Wochenflusses

Tampons sind in dieser Zeit absolut tabu, da sie leicht zu einem Blutstau führen können. Außerdem besteht die Gefahr, dass Bakterien über den Tampon in die Gebärmutter gelangen und dort eine Infektion auslösen. Fangen Sie den Ausfluss am besten mit speziellen Binden oder Vlieswindeln auf – fragen Sie Ihre Hebamme oder das Pflegepersonal im Krankenhaus danach. Sie sollten die Einlage alle zwei bis drei Stunden wechseln, sonst kann sie sehr feucht und unangenehm werden. Nach jedem Toilettengang spülen Sie den Intimbereich mit lauwarmem Wasser ab, um das getrocknete Blut zu entfernen. Selbstverständlich müssen Sie vor und nach jedem Toilettengang die Hände gründlich waschen. Wenn Sie stillen, bitte keine Vollbäder nehmen, andernfalls könnten Keime (aus der Gebärmutter) übers Badewasser an die Brüste gelangen, eine Brustentzündung auslösen und eventuell das Baby gefährden.

Bitte suchen Sie umgehend Ihren Arzt oder Ihre Hebamme auf, wenn:
▷ die Blutungen sehr stark sind.
▷ sich nach Einsetzen der Wundheilung die Blutungen verstärken oder wieder blutig-rot werden.
▷ das ausgeschiedene Blut große Blutgerinnsel enthält.
▷ ein unangenehmer Geruch, Fieber oder Schüttelfrost auftreten.

Spätblutung (atonische Blutung)

Wenn sich nach der Geburt die Gebärmutter nicht richtig zusammenzieht, kann es in seltenen Fällen zu einer so genannten Spätblutung kommen. Eine mögliche Ursache könnte beispielsweise

ein zurückgebliebenes Stück Mutterkuchen sein; die Folge wären ungewöhnlich
starke Blutungen, d.h. die Einlage wäre innerhalb einer Stunde blutdurchtränkt und
Sie verspürten Schwindel und Kreislaufstörungen. Sollten Sie derartige Symptome an sich feststellen, gehen Sie bitte sofort zum Arzt oder rufen Sie den Notarzt.

Wochenflussstau/ Wundsekret aus der Gebärmutter

Eine hochstehende, druckempfindliche
Gebärmutter kann Anzeichen für einen
Wochenflussstau sein. Treten dazu Symptome wie Stirnkopfschmerz, Unterleibs-
schmerzen, Fieber und spärlicher, evtl.
stinkender Ausfluss auf, handelt es sich
vermutlich um einen Stau mit beginnen-
der Entzündung; in diesem Falle bitte sofort den Arzt aufsuchen.

Wundsekret

Wählen Sie die Salze nach der Art des
Wochenflusses aus[7] und lassen Sie mehrmals täglich je 2 Tabl. auf der Zunge zergehen. Achtung: Salz Nr. 12 und 18 niemals
am gleichen Tag, sondern nur im täglichen
Wechsel anwenden (Schwefelsalze siehe
Seite 19).

- Weiß-flockig: Nr. 1 Calcium fluor. D12
- Blutig: Nr. 3 Ferrum phos. D12
- Stinkend, schmierig, jauchig: Nr. 5 Kalium phos. D6
- Stinkend, schmierig, glasig, wundma-chend, ätzend, fließend wässrig: Nr. 8 Natrium chlor. D6
- Eitrig ohne Abfluss: Nr. 9 Natrium phos. D6 und Nr. 11 Silicea D12
- Gelblich-grünlich, blutig, dick, eitrig mit Abfluss: Nr. 12 Calcium sulf. D6

Zwischenmittel:
- Nr. 18 Calcium sulf. Hahnemanni D6: regt Ausscheidungsvorgänge an und wirkt mild antiinfektiös

---

[7] Siehe hierzu auch „Absonderungen aus der Scheide", Seite 35.

Stillen

Ist meine Brust groß genug, um ein Kind stillen zu können? Wird es die Brustwarzen annehmen? Sorgen Sie sich nicht! Für eine gute Stillbeziehung ist jede Brust geeignet, unabhängig von Größe oder Form. Kleine Brüste haben weniger Fettgewebe, verfügen aber über genauso viel Brustdrüsengewebe wie große, und nur das ist für das Stillen maßgebend. Alle Arten von Brustwarzen wie Hohl-, Flach- oder Schlupfwarzen sind zum Stillen geeignet. Falls erforderlich können Sie Ihre Brustwarzen ab dem fünften Schwangerschaftsmonat mit einem so genannten Brustwarzenformer (in Apotheken erhältlich) auf das Stillen vorbereiten. Flache Brustwarzen lassen sich mit Hilfe einer Handpumpe vor jedem Stillvorgang kurzfristig aufrichten. Oder Sie nehmen Ihre Brustwarzen zwischen zwei Finger und drehen diese unter leichtem Druck.

Sie können auch vor jedem Stillen eine „Fährte legen", indem Sie einige Tropfen Muttermilch aus der Brust auf den Vorhof geben; der Geruch wird das Baby anregen, die Brustwarze von selbst zu suchen. Brust- oder Saughütchen sollten als Hilfsmittel nur kurzfristig verwendet werden, da sie den Säugling möglicherweise irritieren und das Risiko einer Brustentzündung steigern.

Ihre persönliche Hebamme, aber auch ausgebildete Stillberaterinnen werden Sie bei der Suche nach der für Sie geeigneten Stilltechnik unterstützen. Das Stillen ist zwar tatsächlich „die natürlichste Sache der Welt" – wie gerne gesagt wird –, aber trotzdem nicht immer ganz einfach. Richtiges Anlegen wird Ihnen helfen, wunde Brustwarzen und Brustentzündungen so weit wie möglich zu vermeiden. Dazu ist auch die Stillhaltung entscheidend. Versuchen Sie sich zu entspannen, auch damit schonen Sie Ihre Brustwarzen. Die Stillposition sollte so gewählt werden, dass das Baby zur Brust gebracht wird und nicht umgekehrt, die Brust zum Baby. Dazu sind Stillkissen, Stühle mit Armlehnen und eine Erhöhung für die Füße, z.B. ein Fußbänkchen, gut geeignet.

Nehmen Sie sich Zeit und Ruhe, um verschiedene Stillpositionen kennenzulernen und auszuprobieren; Sie werden bald erkennen, welche Position Ihnen und dem Kind am liebsten ist – ein Aufwand, der für Sie und das Baby lohnend ist: Sie beide werden schließlich täglich einige Stunden in dieser Haltung verbringen.

Vom Milcheinschuss bis zum Abstillen

Milcheinschuss

Dieser Begriff ist irreführend, da die mütterliche Brust bereits vor diesem Zeitpunkt Milch bildet. Das Baby wird direkt nach der Geburt angelegt, der Saugreflex entwickelt sich und der Säugling trinkt die so genannte Vormilch, das Kolostrum. Es enthält zahlreiche Nährstoffe, Proteine, Lipide, Vitamine sowie Antikörper und versorgt das Neugeborene mit allem, was es benötigt. Zudem wird der Ausstoß des Mekoniums (Kindspech) gefördert. Dies ist der erste Stuhl, der sich im kindlichen Darm schon vor der Geburt angesammelt hat und in den ersten Lebenstagen abgesetzt wird. Unnötig, ja sogar hinderlich für den Stillprozess wäre es, wenn Sie in dieser Zeit das Fläschchen als Überbrückung oder Zusatz geben würden.

Um den dritten bis vierten Tag nach der Entbindung stellt sich Ihre Hormonproduktion um, was dazu führt, dass Ihr Körper statt der Vormilch die reife Frauenmilch bildet. Sie werden feststellen, dass sich Ihre Brüste plötzlich sehr prall und warm anfühlen. Manche Frauen spüren davon nur wenig, andere wiederum haben das Gefühl „zu platzen" und empfinden sogar Schmerzen dabei. Die Brust fühlt sich steinhart an und scheint verstopft zu sein. Dieses unangenehme Gefühl hält ca. ein oder zwei Tage an, dann beginnt die Milch zu fließen.

Hilfreiche Maßnahmen:

▷ Streichen Sie sich sanft über Ihre Brust, beginnend von der Achselhöhle in Richtung Brustwarze.

▷ Legen Sie vor dem Stillen warme Kompressen auf die Brust oder duschen Sie warm und massieren Sie die Brust dabei mit Hilfe des Brausekopfes. Dadurch beginnt die Milch möglicherweise zu fließen und das Druckgefühl lässt nach.

▷ Nach dem Stillen können kalte Kompressen, kalte Quarkwickel, Retterspitzwickel oder Weißkohlblätterauflagen Erleichterung verschaffen.

▷ Eine halbe Tasse Salbeitee (nicht mehr!) drosselt die Milchmenge. Beraten Sie sich aber vorher mit Ihrer Hebamme oder der Stillberaterin.

▷ Legen Sie Ihr Baby weiter nach Bedarf an, damit Ihr Körper sich auf die notwendige Stillmenge einstellen kann.

▷ Auf keinen Fall sollten Sie Ihre Trinkmenge einschränken – das würde zwar auch die Milchmenge reduzieren, kann aber die Nieren belasten!

Vorsicht: Wenn Sie Milch abpumpen, bringt das zwar kurzfristig Erleichterung; Sie signalisieren Ihrem Körper aber damit, dass mehr Milch gebraucht wird, und er wird mit verstärkter Milchproduktion reagieren!

Milchbildung unterstützen

▷ Nr. 4 Kalium chlor. D6: dreimal täglich als „Heiße Vier" mit je 5 Tabl.; das fördert die Milchbildung

▷ Nr. 7 Magnesium phos. D6: zwei- bis dreimal täglich als „Heiße Sieben" mit 5 bis 10 Tabl.; das sorgt für Entspannung und Ausgleich im vegetativen Nervensystem

Tipp: Warme Umschläge vor dem Stillen bringen die Milch zum Fließen, kalte Umschläge nach dem Stillen beruhigen die überschüssige Nachproduktion.

Brustpflege

Während der Stillzeit werden die Brüste arg strapaziert und benötigen deshalb besonders viel Pflege. Alles, was die Brustwarzen austrocknet, wie beispielsweise das Waschen mit Seife, sollte vermieden werden. Die Brustwarzen werden ausgelaugt, rissig und es kann zu einer unangenehmen Schrundenbildung kommen. Wie bereits ausgeführt, sollten Sie kein Wannenbad nehmen, solange der Wochenfluss noch nicht versiegt ist. Er enthält eine Vielzahl an Keimen, die durch das Baden mit der Brust in Berührung kommen, Entzündungen verursachen und das Baby infizieren könnten. Bevorzugen Sie daher Duschen; dabei wird die Brust nur mit klarem Wasser abgewaschen. Lassen Sie Milchreste und den Speichel des Babys nach dem Stillen einfach eintrocknen. Damit schaffen Sie einen ganz natürlichen Infektionsschutz. Gut sitzende Still-BHs sind eine gute und praktische Hilfe; sie sollen die Brust stützen, dürfen sie aber keinesfalls einengen. Stilleinlagen sind ratsam und nützlich, sie saugen überflüssige Milch auf und beugen so wunden Brustwarzen vor. Oft fließt beim Stillen auch aus der zweiten Brust Milch, außerdem kann es gerade in den ersten Wochen vorkommen, dass die Milch zu fließen beginnt, wenn Sie nur an Ihr Baby denken. Werden die Stilleinlagen sehr feucht, sollten sie rasch und oft gewechselt werden. Die Feuchtigkeit stellt einen optimalen Nährboden für Bakterien dar, die sich in dem feucht-warmen Milieu rasant vermehren, was zu wunden Brustwarzen oder auch zu einer Brustentzündung führen kann.

Abstillen

Meist erfolgt das Abstillen ganz automatisch. Sobald Sie eine Mahlzeit durch Beikost oder Flaschennahrung ersetzen, wird die Muttermilchmenge aufgrund der geringeren Nachfrage weniger. Nach Möglichkeit sollten Sie nicht im Hochsommer abstillen, weil hier die Gefahr von Magen-Darm-Infektionen beim Kind größer ist als in den übrigen Jahreszeiten. Mit Hilfe von Salbeitee und Schüßler-Salz Nr. 10 wird die Milchbildung je nach Bedarf langsam gedrosselt, bis sie schließlich ganz versiegt.

Abstillen

▶ Nr. 10 Natrium sulf. D6: mehrmals täglich 2 Tabl. lutschen

Tipps: Äußerlich helfen gegen die Spannungsgefühle Retterspitzauflagen, deren Temperatur ein Grad unter Ihrer eigenen Körpertemperatur liegen sollte. Lassen Sie sich in der Apotheke beraten. Außerdem sind Quarkpackungen hilfreich (Temperatur siehe oben) und ein Ausstreichen der Milch unter der warmen Dusche. Auch ein bis zwei Tassen Salbeitee pro Tag sind zu empfehlen. Nur ganz spezielle Umstände können es durchaus notwendig werden lassen, die Milchproduktion mit Hilfe von Medikamenten abrupt zu beenden. Dabei wird unterschieden zwischen primärem Abstillen noch vor dem Milcheinschuss oder sekundärem Abstillen, nachdem die Milchproduktion eingesetzt hat. Primäres Abstillen wird nötig nach einer Totgeburt, bei einer schweren Erkrankung der Mutter oder wenn diese sich bewusst gegen das Stillen entschieden hat. Sekundäres Abstillen wird beispielsweise bei einer schweren Brustentzündung in Erwägung gezogen.

Hilfe bei Problemen und Beschwerden

Wunde Brustwarzen

Das für die Brustwarzen noch ungewohnte Stillen kann dazu führen, dass sie erst einmal wund werden. Sind Ihre Brustwarzen trotz der vorbereitenden Pflege (siehe Seite 121) sehr empfindlich, ist es ratsam, diese schrittweise an die neue Belastung zu gewöhnen. Dazu rate ich Ihnen, die Anlegezeit zunächst einmal etwas einzuschränken und sie allmählich zu steigern. Sie werden Ihr Baby dann allerdings öfter anlegen müssen. Vorteil: Es ist bei den einzelnen Mahlzeiten nicht so „heißhungrig" und wird daher weniger fest saugen. Außerdem kann Ihr Kind die Brustwarzen besser fassen, wenn die Brüste nicht so prall gefüllt sind.

Eine weitere Ursache für wunde Brustwarzen kann ein stark ausgeprägtes Saugbedürfnis des Babys sein. Sollte Ihr Kind die Brust als „Schnullerersatz" ansehen und stundenlang daran herumnuckeln wollen, sollten Sie über den Einsatz eines Schnullers nachdenken. Viele Säuglinge beruhigen sich dadurch und finden leichter in den Schlaf. Auch die Eltern fühlen sich weniger hilflos, wenn sie etwas für ihr weinendes Baby tun können. Allerdings sind die Beruhigungssauger oft recht unhygienisch (wenn auch nicht unhygienischer als der eigene Daumen!) und schwer abzugewöhnen, außerdem können sie die Zahn- und Kieferbildung negativ beeinflussen.

Legen Sie Ihr Kind in verschiedenen Positionen an: mal im Liegen, mal im Sitzen. Wie bereits erwähnt, lassen Sie die Milch und den Speichel des Säuglings nach dem Stillen am besten an der Brust eintrocknen – beide besitzen eine weichmachende und sterilisierende Wirkung.

Tipps: Gönnen Sie sich und Ihrer wunden Brust ab und zu ein Sonnenbad. Zur Not tut es auch eine Infrarot-Lampe, in diesem Falle müssen Sie unbedingt die Sicherheitsvorschriften beachten. Auch die folgenden Schüßler-Salze und Retterspitzumschläge (ein Grad unter Körpertemperatur) helfen bei wunden Brustwarzen.

Brustwarzen wund und blutig
Mehrmals täglich im Wechsel als „Heiße X" mit 3 bis 5 Tabl.:
▶ Nr. 3 Ferrum phos. D12: Entzündungs- und Unfallmittel der Biochemie
▶ Nr. 8 Natrium chlor. D6: fördert den Nährstrom, hilft gegen Blutungen
▶ Außerdem Auflagen mit den Salben Nr. 3 und 8 im Wechsel

Brustwarzen rissig
Mehrmals täglich im Wechsel als „Heiße X" mit 3 bis 5 Tabl.:
▶ Nr. 1 Calcium fluor. D12: Hart- und Weichmacher
▶ Nr. 5 Kalium phos. D6 (bis 15 Uhr): unterstützt die Gewebeneubildung
▶ Außerdem die Salben Nr. 1 und 5 im Wechsel vorsichtig auftragen

Soor-Infektion

Sollte nach Wochen erfolgreichen Stillens erstmals eine Entzündung auftreten, kann ein Soor, eine Pilzinfektion, vorliegen. Hierfür gibt es ein sicheres Zeichen: der weiße Belag im Mund des Säuglings. In diesem Falle bitte schnell einen Kinderarzt aufsuchen!

Für die Mutter:

▶ Nr. 4 Kalium chlor. D6: vormittags und nachmittags je zwei- bis dreimal 2 Tabl. lutschen bzw. als „Heiße Vier" mit 5 Tabl.

Milchstau

Durch verschiedene Ursachen wie Krankheit, Stress oder auch den drückenden Sicherheitsgurt im Auto kann es zur Verstopfung der Milchkanäle kommen. Die Folge ist ein Milchstau: Die Brust wird hart und schmerzt. Hilfreich sind auch hier die Maßnahmen wie beim Milcheinschuss (siehe Seite 120). Wird ein Milchstau nicht fachgerecht behandelt, kann sich eine Brustentzündung (Mastitis, siehe Seite 127) daraus entwickeln.

Milchstau ohne Fieber

Dreimal täglich jeweils als „Heiße X" mit 3 bis 5 Tabl. in der „Drei-Gläser-Methode" im Wechsel schluckweise trinken:

▶ Nr. 3 Ferrum phos. D12: stärkt und bringt Sauerstoff ins arterielle Blut
▶ Nr. 4 Kalium chlor. D6: fördert die Milchbildung
▶ Nr. 10 Natrium sulf. D6: bringt die Milch zum Fließen

Sobald die Milch wieder normal fließt, mit der Einnahme von Salz Nr. 10 aufhören; Salze Nr. 3 und 4 können noch ein bis zwei Tage weiter genommen werden.

Milchstau mit Fieber

Zusätzlich zu den oben genannten Salzen:
Bei Fieber unter/bis 38,5 °C:
▶ Nr. 3 Ferrum phos. D12: Alle 5 Min. 1

Tabl. auf der Zunge zergehen lassen
Bei Fieber über 38,5 °C:
▶ Nr. 5 Kalium phos. D6: Alle 15 bis 30 Min. 1 Tabl. auf der Zunge zergehen lassen
▶ Nr. 8 Natrium chlor. D6: als Zwischenmittel alle 2 Std. 1 Tabl. lutschen

Milchmangel

Viele Frauen fragen sich, ob sie zu wenig Milch haben, wenn ihr Baby zum wiederholten Male schreit, obwohl es doch gerade gestillt wurde. Doch ein Kind kann aus vielen Gründen schreien: Weil es friert, weil es Ihre Nähe möchte, weil gerade die ersten Zähne durchbrechen usw. Möglicherweise aber reicht ihm die Muttermilch tatsächlich nicht mehr aus. Um den zehnten Tag herum sowie nach sechs und nach zwölf Wochen machen Babys einen ganz natürlichen Wachstumsschub. Manche Säuglinge möchten dann fast rund um die Uhr an der Brust trinken. Die beste Lösung: Nicht aufgeben, am besten Augen zu und durch! Erfahrungsgemäß ist meistens nach 48 Stunden der ganze Spuk vorbei. Legen Sie Ihr Baby einfach häufiger an; die Milch wird reagieren, d.h. ihre Konsistenz verändert sich und Ihr Baby wird wieder satt. In diesen Phasen sind Hebammen und Frauen mit Stillerfahrungen eine wertvolle Hilfe.

Unter Stress kann das Stillen nicht gelingen und der Milchfluss kommt zum Versiegen. In diesem Fall ist es wichtig, sich so gut wie möglich zu entspannen. Das ist natürlich leichter gesagt als getan und im Alltag nicht immer einfach umzusetzen. Holen Sie sich Hilfe von außen, z.B. von Ihrer Mutter oder der besten Freundin, um sich die alltäglichen Herausforderungen im Haushalt so weit wie möglich vom Hals zu schaffen. Verschieben Sie Besuche, die belastend sein könnten, erst einmal auf einen späteren Zeitpunkt. Nehmen Sie sich stattdessen Zeit für eine Atemübung, eine warme Dusche oder ein Fußbad. Außerdem kann ein aufmunterndes Telefonat mit der besten Freundin, die einfach nur zuhört, wahre Wunder wirken.

Vielleicht ist Ihr Baby zu schwach, um durch starkes Saugen die Milchproduktion anzuregen. In diesem Fall pumpen Sie regelmäßig Milch ab (siehe Kasten). Entsprechende Milchpumpen sind in Drogerien und Apotheken erhältlich. Eine elektrische Milchpumpe können Sie sich in Apotheken oder Sanitätsfachgeschäften ausleihen. Sollte die Milchpumpe ärztlich verordnet werden, übernimmt Ihre Krankenkasse unter Umständen die Kosten. Lassen Sie sich bei der Anwendung von Ihrer Hebamme oder Stillberaterin unterstützen.

Eine weitere gute Möglichkeit, die Milchproduktion anzuregen, ist das Ausstreichen per Hand, was allerdings etwas Zeit und Übung erfordert. Drücken Sie dazu die Brust mit Daumen und Zeigefinger einer Hand außerhalb des Warzenhofes in Richtung Brustkorb. Anschließend streichen Daumen und Zeigefinger mit Druck über die Brust zur Brustwarze, bis die Milch aus der Brust tropfenartig austritt.

Die Milchmenge lässt sich auch steigern, indem der Säugling nach dem Anlegen an der zweiten Brust nochmals kurz an die erste Brust angelegt wird. Fast alle Frauen haben nach einigen Wochen vorübergehend weniger Milch, vor allem am Abend. Das ist kein Anlass zur Sorge. Achten Sie darauf, sich ausreichend und ausgewogen zu ernähren; besonders wichtig ist es, genügend zu trinken, am besten Wasser. Versuchen Sie es doch einmal mit Milchbildungstee.

Wer mit der Flasche zufüttert, wenn das Baby nicht satt zu werden scheint, sollte sich klar darüber sein, dass dies der Anfang vom Ende des Stillens sein kann. Die eigene Milchproduktion wird kaum noch angeregt, in der Folge wird Ihr Körper noch weniger Milch produzieren. Das Baby bleibt weiterhin hungrig und erhält dann wahrscheinlich noch häufiger die Flasche. Das natürliche Gleichgewicht wird gestört.

Fragen aus der Verwandtschaft wie „Hat das Baby auch schön zugenommen?" verunsichern viele junge Mütter. Zeigt die Säuglingswaage nicht den erwarteten Gewichtsanstieg, folgern sie daraus, dass ihr Baby nicht satt wird. Wiegeaktionen sind zu Recht umstritten. Eine Mutter erkennt auch ohne Blick auf die Waage, ob ihr Kind gesund ist und gedeiht. Eine rosige Haut, ein vitales Wesen, mehrere nasse Windeln täglich – das alles sind deutliche Anzeichen für eine

Milch abpumpen

Zunächst feuchten Sie die Innenseite der Pumpe etwas an, damit die Brust besser hineinrutschen kann. Dann drücken Sie auf jeder Seite ein wenig Milch mit der Hand aus, um den Milchfluss in Gang zu bringen. Jetzt können Sie mit dem Abpumpen beginnen, aber stellen Sie die Pumpe nicht zu stark ein, sonst besteht die Gefahr, dass die Brustwarzen verletzt werden.

normale Entwicklung. Was den Stuhlgang betrifft, ist die Bandbreite bei gestillten Babys recht groß: Während das eine Kind mehrere volle Windeln täglich liefert, hat das andere nur alle paar Tage Stuhlgang.

Babywaagen gibt es in Apotheken zu leihen, falls Sie Ihrem eigenen Urteil nicht trauen sollten. Wiegen Sie Ihr Kind einmal pro Woche, möglichst immer zur gleichen Tageszeit. Im Vorsorgeheft finden Sie auf der letzten Seite eine Tabelle, die Ihnen zur Verlaufskontrolle dienlich sein kann. Sollte sich Ihr Baby nicht altersgemäß entwickeln oder sogar abnehmen, suchen Sie bitte den Kinderarzt auf.

Milchmangel

- Nr. 4 Kalium chlor. D6: bis zu dreimal täglich als „Heiße Vier" mit 5 Tabl.; das fördert die Milchbildung
- Nr. 7 Magnesium phos. D6: bis zu dreimal täglich als „Heiße Sieben" mit 10 Tabl.; das entspannt
- Nr. 8 Natrium chlor. D6: bis 16 Uhr bis zu dreimal täglich als „Heiße Acht" mit 5 Tabl.; das fördert die Milchbildung

Milch zu dünn oder salzig

- Nr. 8 Natrium chlor. D6: im Laufe des Tages bis 16 Uhr fünfmal 1 bis 2 Tabl. auf der Zunge zergehen lassen

Milchüberschuss

Nur wenige Mütter produzieren zu viel Milch. Dieser Überschuss kann jedoch von einem als unangenehm empfundenen Spannen der Brüste begleitet sein und schlimmstenfalls zu einer Brustentzündung führen. Abpumpen wäre hier kontraproduktiv, denn dadurch würde der weibliche Körper noch mehr Milch produzieren und

die Beschwerden würden sich verschlimmern. Lassen Sie den Säugling stattdessen eine Weile lang jeweils nur an einer Brust trinken. Das hat den Vorteil, dass jede Brust einzeln stimuliert wird, wodurch die Milchproduktion zurückgeht. Ein sanftes Ausdrücken der Brust wäre allerdings möglich – am besten unter Anleitung der Hebamme –, jedoch nur so lange, bis das Spannungsgefühl nachlässt.

Regulierung der Milchproduktion

- Nr. 10 Natrium sulf. D6: mehrmals täglich 2 Tabl. lutschen, bis Milchproduktion und -fluss reguliert sind

Tipps: Beim Stillen die nicht besetzte Brust mit einem gefrorenen Waschlappen oder Kühlpad unter der Achsel kühlen (bitte ein Tuch dazwischenlegen, die Kühlung nicht direkt auf die Haut geben). Schmerzlindernd wirken Retterspitzumschläge und kühle Auflagen. Schränken Sie vorübergehend die Trinkmenge ein, reduzieren Sie sie jedoch auf keinen Fall unter Durstniveau (Gefahr von Blasen- und Nierenentzündung!). Selbstverständlich ist Milchbildungstee jetzt tabu; eine halbe Tasse Salbeitee in kleinen Schlückchen über den Tag verteilt hilft dagegen, die Milchmenge zu reduzieren.

„Betonbrust"

Jeweils als „Heiße X" mit 3 bis 5 Tabl. in der „Vier-Gläser-Methode" über den Tag verteilt in kleinen Schlucken trinken:

- Nr. 1 Calcium fluor. D12: erweicht das Gewebe
- Nr. 3 Ferrum phos. D12: fördert Durchblutung und Sauerstoffzufuhr
- Nr. 4 Kalium chlor. D6: unterstützt die

Drüsen, mindert Schwellungen

▷ Nr. 10 Natrium sulf. D6: fördert den Abbau von Schlacken, aber Vorsicht: baut auch die Milchmenge ab

▷ Zusätzlich Auflagen mit der Salbe Nr. 1

Schwellung der Brust

▷ Nr. 4 Kalium chlor. D6: zwei- bis dreimal täglich als „Heiße Vier" mit 5 Tabl.; mindert Schwellungen, sorgt für den Lymphabfluss

▷ Zusätzlich Auflagen mit der Salbe Nr. 4

Brustschmerzen

Im Akutfall als Sofortmittel:

▷ Nr. 7 Magnesium phos. D6: als „Heiße Sieben" mit 5 bis 10 Tabl.

▷ Zusätzlich Auflagen mit der Salbe Nr. 7

Stechende, drückende Schmerzen, in der Nacht stärker, Verschlechterung bei Bewegung:

▷ Nr. 3 Ferrum phos. D12: mehrmals täglich als „Heiße Drei" mit 5 Tabl.

▷ Zusätzlich Auflagen mit der Salbe Nr. 3

Zuckende, brennende Schmerzen:

▷ Nr. 8 Natrium chlor. D : drei- bis fünfmal täglich bis 16 Uhr als „Heiße Acht" mit 3 bis 5 Tabl.

Brustentzündung

Eine Brustentzündung oder auch Mastitis äußert sich meist durch ein starkes Schmerz- oder Spannungsgefühl in der betroffenen Brust. Diese ist gerötet und überwärmt. Oft kommt auch noch Fieber hinzu. Im Inneren der Brust können sich Abszesse, d.h. eitrige Entzündungsherde bilden. Bitte suchen Sie in diesem Fall Ih-

ren Arzt auf; er wird gegebenenfalls den Einsatz eines Antibiotikums in Erwägung ziehen.

Die folgenden Salze bitte im Wechsel einnehmen:

▷ Nr. 3 Ferrum phos. D12: etwa alle halbe Stunde 2 Tabl. auf der Zunge zergehen lassen oder als „Heiße Drei" mit 10 Tabl.; Hauptmittel bei Entzündungen

▷ Nr. 5 Kalium phos. D6: etwa alle halbe Stunde 1 bis 2 Tabl. auf der Zunge zergehen lassen; Antibiotikum der Biochemie. Hier ausnahmsweise auch nach 15 Uhr

Nach spürbarer Besserung die Zeitabstände zwischen den beiden Mitteln verlängern.

Gegen die Schmerzen:

▷ Nr. 7 Magnesium phos. D6: als „Heiße Sieben" mit 5 bis 10 Tabl.

Brustentzündung durch Übersäuerung:

Eine Übersäuerung liegt vor, wenn Schweiß, Urin oder Stuhl sauer riechen oder das Kind an saurem Erbrechen leidet.

▷ Nr. 9 Natrium phos. D6: morgens als „Heiße Neun" mit 3 bis 5 Tabl.

▷ Nr. 10 Natrium sulf. D6: mittags gegen 14.00 Uhr als „Heiße Zehn" mit 3 bis 5 Tabl.

▷ Nr. 11 Silicea D6 (Potenz beachten!): abends als „Heiße Elf" mit 5 bis 10 Tabl.

Baby-Blues und Wochenbett-Depression

Die berüchtigten Stimmungskrisen der Mutter nach der Geburt bezeichnet der Fachmann als postpartale Depression, landläufig bekannt als „Wochenbett-Depression". Deren Ursache liegt in den enormen körperlichen, seelischen und vor allem hormonellen Belastungen der Frauen. Die Stimmungstiefs fallen von Frau zu Frau unterschiedlich stark aus und können bis zu acht Wochen andauern.

Viele junge Mütter glauben zunächst, nach der Geburt sei alles überstanden. Dem ist in der Regel nicht so, denn es gilt, den körperlichen Veränderungen wie Hormonumstellung, Rückbildung der betroffenen Organe, z. B. der Gebärmutter, aber auch der Milchbildung Raum zu gewähren. Sie haben sich mit Hilfe der Schüßler-Salze so gut wie möglich auf die Geburt vorbereitet, doch wie Ihr Körper nun reagiert, bleibt abzuwarten. Mein Tipp: Sorgen Sie für Ihr eigenes Wohlbefinden, indem Sie sich Hilfe holen, Ihr Partner Urlaub nimmt, Sie unterstützt und der Haushalt in kompetente Hände von Mutter oder Schwiegermutter gelegt wird – nehmen Sie sich Zeit und Ruhe, damit Ihre neue kleine Familie zusammenwachsen kann. Falls Sie dies nicht bereits vor der Geburt erledigt haben,

Wochenbett-Depression

Es werden drei Grade unterschieden:
▶ Postpartales Stimmungstief („Baby-Blues")
▶ Postpartale Depression („Wochenbett-Depression")
▶ Postpartale Psychose

Bei ca. 50 Prozent der Wöchnerinnen tritt in der Regel in den ersten zehn Tagen nach der Geburt ein gewisses Stimmungstief auf. Dieser „Baby-Blues" kann drei bis sieben Tage anhalten. Bei den meisten Frauen ist damit das Schlimmste überstanden, doch bei manchen von ihnen entwickelt sich dieses Stimmungstief zu einer länger andauernden Depression, in der „normalen" Ausprägung als „postpartale Depression" bezeichnet, im Volksmund als „Wochenbettdepression".

Verläuft diese jedoch gravierender und nimmt sie die schwere Form an, dann handelt es sich um eine postpartale Psychose und muss fachärztlich begleitet werden.

Typische Begleiterscheinungen einer postpartalen Depression:
▶ Erschöpfung
▶ Erhöhte Aggressivität und Reizbarkeit
▶ Neigung zu Stimmungsschwankungen
▶ Aufmerksamkeitsdefizit / Konzentrationsstörungen
▶ Angstzustände
▶ Häufige Heulkrämpfe
▶ Schlafstörungen
▶ Mutter ist nicht in der Lage, sich um ihr Kind zu kümmern

suchen Sie sich eine Hebamme Ihres Vertrauens, die zur Nachsorge zu Ihnen nach Hause kommt und Ihnen bei allen Fragen rund ums Baby mit Rat und Tat zur Seite steht.

Übrigens können auch Männer vom Baby-Blues betroffen sein, laut Statistik trifft es rund vier Prozent der frischgebackenen Väter.

Depressionen

Hauptmittel bei Depressionen

▶ Nr. 5 Kalium phos. D6: mehrmals täglich bis 15 Uhr als „Heiße Fünf" mit 5 bis 7 Tabl.

„Normale" Wochenbett-Depression

▶ Nr. 4 Kalium chlor. D6: mehrmals tägl. 2 Tabl. lutschen; hilft bei erhöhter emotionaler Belastung
▶ Nr. 5 Kalium phos. D6: mittags vor 15 Uhr als „Heiße Fünf" mit 5 bis 7 Tabl.
▶ Nr. 7 Magnesium phos. D6: im Laufe des Tages sowie vor dem Schlafengehen jeweils als „Heiße Sieben" mit 10 Tabl.; zum Abbau von unterschwelliger Spannung und zur Stärkung des vegetativen Nervensystems
▶ Nr. 8 Natrium chlor. D6: bis zu fünfmal täglich bis 16 Uhr 2 Tabl. lutschen

Schwere Depressionen, in Schüben auftretend (Arzt aufsuchen!)

▶ Nr. 16 Lithium chlor. D 6: drei- bis fünfmal täglich 2 Tabl. lutschen

Depressionen mit Ängstlichkeit

▶ Nr. 6 Kalium sulf. D6: dreimal täglich als „Heiße Sechs" mit 5 Tabl.
▶ Außerdem Leberwickel mit der Salbe Nr. 6 (siehe Seite 27)

Depressionen mit Kummer, Hoffnungslosigkeit und häufigem Weinen

▶ Nr. 8 Natrium chlor. D6: bis zu viermal täglich als „Heiße Acht" mit 5 Tabl., bei Bedarf auch nach 16.00 Uhr
▶ Außerdem Leberwickel mit der Salbe Nr. 10 (siehe Seite 27)

Depressionen mit wechselnder Erregung

▶ Nr. 21 Zincum chlor. D6: über den Tag verteilt fünfmal 2 Tabl. lutschen
▶ Außerdem Leberwickel mit der Salbe Nr. 10 (siehe Seite 27)

Depressionen mit aggressivem Verhalten, Unruhe, Anspannung

▶ Nr. 7 Magnesium phos. D6: bis zu fünfmal täglich als „Heiße Sieben" mit 5 Tabl.
▶ Außerdem Leberwickel mit der Salbe Nr. 9 (siehe Seite 27)

Erschöpfung

Das Neugeborene fordert von Ihnen sehr viel Aufmerksamkeit ein und so wundert es nicht, wenn Sie vollkommen erschöpft sind. Dazu kommen die vielen schlaflosen Nächte; es dauert einfach seine Zeit, bis sich der Schlafrhythmus des Kleinen eingependelt hat. Auch das Stillen nach Bedarf, das bei manchen Säuglingen nahezu rund um die Uhr stattfinden muss, wird sich auf Ihre Verfassung auswirken. Ebenso wie in der Schwangerschaft hat es die Natur auch in der Stillzeit so eingerichtet, dass das Baby möglichst optimal versorgt wird – auch wenn dafür die letzten Kraftreserven Ihres Körpers angegriffen werden.

Stärkung, neue Kraft

Biochemische Energieschaukel:

▶ Nr. 2 Calcium phos. D6: morgens als „Heiße Zwei" mit 5 bis 10 Tabl.; für Blut, Knochen und Muskeln, wirkt auf den Sympathikus

▶ Nr. 5 Kalium phos. D6: mittags als „Heiße Fünf" mit 5 bis 7 Tabl.; fördert die Gewebeneubildung, wirkt nerven- und herzstärkend

▶ Nr. 8 Natrium chlor. D6: vormittags und nachmittags bis 16 Uhr je zweimal 2 Tabl. lutschen; regt die Zellteilung an, fördert die Gewebeneubildung, reguliert den Flüssigkeitshaushalt

▶ Nr. 7 Magnesium phos. D6: abends als „Heiße Sieben" mit 5 bis 10 Tabl.; entspannt und stärkt das vegetative Nervensystem

Haarausfall

Im Zuge der hormonellen Umstellungsphase in der Stillzeit kommt es meist um die zwölfte Woche nach der Geburt zu einem vermehrten Haarausfall. Sobald Sie abgestillt haben, wird sich der Haarausfall wieder legen und der Haarwuchs normalisiert sich. Siehe auch die Empfehlungen zur Haut- und Haarpflege auf Seite 69.

Haarausfall

Im täglichen Wechsel:

▶ Nr. 1 Calcium fluor. D12: morgens als „Heiße Eins" mit 3 Tabl.

▶ Nr. 2 Calcium phos. D6: vormittags als „Heiße Zwei" mit 5 Tabl.

▶ Nr. 5 Kalium phos. D6: mittags als „Heiße Fünf" mit 5 Tabl.

▶ Nr. 8 Natrium chlor. D6: bis 16 Uhr als „Heiße Acht" mit 5 Tabl.

▶ Nr. 9 Natrium phos. D6: als „Heiße Neun" mit 5 Tabl.

▶ Nr. 11 Silicea D12: abends als „Heiße Elf" mit 10 Tabl.

▶ Nr. 21 Zincum chlor. D6: abends als „Heiße 21" mit 6 Tabl.

Schweißausbrüche und Hitzewallungen

Im Wochenbett können – ähnlich den Wechseljahren – plötzliche Schweißausbrüche und Hitzewallungen auftreten und ein oftmaliges Umziehen und Duschen erfordern. Schnell abfallende Schwangerschaftshormone direkt nach der Geburt sind dafür verantwortlich. Eingelagertes Wasser wird ausgeschwemmt, Schweißausbrüche und häufiger Harndrang sind die Folge. Meistens treten diese Symptome im Frühwochenbett auf.

Hitzewallungen

Im stündlichen Wechsel jeweils 3 Tabl. lutschen oder als „Heiße X" mit jeweils 5 Tabl.:

▶ Nr. 3 Ferrum phos. D12: hilft gegen die Rötung der Haut (v.a. im Gesicht)

▶ Nr. 5 Kalium phos. D6: beruhigt die Nerven

▶ Nr. 7 Magnesium phos. D6: entspannt das vegetative Nervensystem

VI. Tipps für das Neugeborene

Die ersten Monate mit dem Baby sind eine aufregende Zeit, vor allem dann, wenn es sich um das erste Kind handelt und alles ganz neu ist. Die Eltern sind besorgt und diverse Unsicherheiten machen sich breit. Der kleine „Frischling" benötigt vor allem Nahrung, Liebe, Wärme und viel, viel Körperkontakt auf seinem Weg ins Leben. Vor Kurzem noch im wohligwarmen Fruchtwasser, schwerelos und den gedämpften Herzschlag der Mutter wahrnehmend, wechselt das Kind mit der Geburt in eine laute, helle und manchmal auch kalte Welt. Dies muss und darf Ihr Säugling erst einmal verkraften und verarbeiten. Als Eltern können Sie sich auf Ihren Instinkt verlassen und tun damit sicher das Richtige für Ihr Kind. Nach und nach lernen Sie und Ihr Baby sich immer besser kennen und auf eine subtile Art verstehen.

Sanfte Hilfe für Ihr Baby

„Vollpension und Sorglosigkeit" im Bauch der Mutter sind jetzt vorbei. Der Säugling muss sich erst einmal an die Selbstversorgung gewöhnen, denn die Nahrung fließt jetzt nicht mehr automatisch. Auch die Temperaturregulation außerhalb der Fruchtblase muss erst in Schwung kommen. Ziehen Sie Ihr Baby warm genug an, als Faustregel gilt: Eine Schicht mehr, als Sie selbst tragen. Das Neugeborene ist noch nicht in der Lage, seine Körpertemperatur zu halten, und kühlt deshalb leichter aus als Sie. Zudem verfügen Säuglinge noch nicht über das „Wärmefett" eines Erwachsenen. Kontrollieren Sie im Nacken des Säuglings, ob es ihm zu warm ist, und am Bauch, ob es ihm zu kalt ist. Hände und Füße eines Babys sind oft weniger warm als der restliche Körper, da sie noch nicht so stark durchblutet werden, das ist normal; sie dürfen aber nicht wirklich kalt sein. Durch den Umstellungsprozess weinen Babys viel und lassen sich oft schwer beruhigen. Das kindliche Gehirn hat noch eine gewisse Unreife und wird mit Reizüberflutungen nicht so leicht fertig. Wenn Ihr Kind oft zur Geburtszeit weint, verarbeitet es damit die Entbindung. Halten Sie möglichst einen stabilen Tagesrhythmus ein, der regelmäßige Ruhepausen von rund 90 Minuten aufweist. Damit das Baby in Ruhe schlafen kann, sollten laute Geräuschquellen wie Telefon oder Türklingel vorübergehend abgestellt werden.

Heftiges, unerklärliches Schreien sollte zur Sicherheit vom Kinderarzt abgeklärt werden, um mögliche schwerwiegende Ursachen nicht zu übersehen.

Im Folgenden habe ich die häufigsten Beschwerden und Probleme, mit denen Sie und Ihr Baby in den ersten Monaten

Gute Gesundheit und Entwicklung

Einer der wichtigsten Hinweise: Säuglinge sollten auch zu Hause immer ein Seiden- oder Wollmützchen tragen, Hände und Füße müssen sich warm anfühlen, dürfen aber nicht schweißig sein. Vermeiden Sie Zugluft und hüllen Sie das Neugeborene noch zusätzlich je nach Jahreszeit in ein Moltontuch oder in eine Seiden-, Baumwoll- oder dünne Wolldecke ein. Ein enges Einwickeln (Pucken) trägt oftmals zur Beruhigung bei, da das Kind dadurch an seine Begrenzung in der Gebärmutter erinnert wird, die ihm Geborgenheit, Sicherheit und Halt gegeben hat. Verwenden Sie nur reine Naturmaterialien, ohne Farb- oder synthetische Zusatzstoffe.

Wichtig: Niemals die Brust des Kindes feucht und kalt werden lassen. Lätzchen werden auf und unter der Kleidung getragen und sind ein wahrer Segen. Wechseln Sie diese so oft wie nötig. Das Vermeiden einer nassen und kalten Brust erspart dem Baby so manche Erkältung und Ihnen, liebe Eltern, schlaflose Nächte.

Einnahme von Schüßler-Salzen bei Säuglingen

Einem Säugling geben Sie die Tabletten in gelöster Form, und zwar am besten über die „Brei-Methode" (Tablette als Brei lösen und in die Wangeninnentasche des Babys streichen bzw. vor dem Stillen auf Ihre Brustwarze auftragen) oder auch mit dem Fläschchen. Eine „Heiße X" kann dem Baby löffel-(=schluck-)weise mit einem Plastik- oder Hornlöffel (kein Metall) vorsichtig eingeflößt werden.

In der Stillzeit ist es oft ausreichend, wenn Sie als Mutter die Schüßler-Salze einnehmen und der Säugling diese mit der Muttermilch aufnimmt.

konfrontiert werden könnten, in alphabetischer Reihenfolge aufgelistet. Damit leiste ich hoffentlich einen kleinen Beitrag dazu, dass Sie und Ihr Kind diese Zeit wohlbehalten und glücklich meistern.

Ausführlichen Rat zu allen Krankheiten und Beschwerden finden Sie in meinem Buch „Schüßler-Salze für Ihr Kind" (siehe Anhang).

Die wichtigsten Beschwerden von A bis Z

Akne

Siehe „Neugeborenenakne" (Seite 143)

Bauchweh

Bei den meisten Babys ist der Magen-Darm-Trakt noch recht unreif – das Darmsystem muss sich erst an die Umgebung außerhalb des Mutterleibs anpassen, die bakterielle Mikroflora im Darm entsteht nach und nach. Gerade in den ersten drei Monaten kommt es deshalb häufiger zu Beschwerden (Drei-Monats-Koliken genannt), die zu einer echten Belastungsprobe für die jungen Eltern und den Säugling werden können. Betroffene Babys weinen viel und häufig, gegen Abend nimmt das Schreien meist noch zu und die Babys sind dann kaum zu beruhigen. Die Ursache liegt oft im Trinkverhalten der Säuglinge: Sie schlucken zu viel Luft beim Trinken, dadurch kommt es zu Blähungen. Ein möglicher anderer Grund für Koliken können Dehnungsprobleme des Leber-Nabel-Bandes sein; achten Sie darauf, ob am Nabel eine lange Rötung sichtbar wird und lassen Sie gegebenenfalls vom Kinderarzt einen Nabelbruch ausschließen.

Tipps: Achten Sie auf eine störungsfreie und ruhige Atmosphäre beim Stillen und sorgen Sie dafür, dass Ihr Baby anschließend ausgiebig aufstößt. Wärme ist ebenfalls hilfreich gegen Bauchweh. Legen Sie dem Säugling ein warmes Kirschkernkissen (nicht in der Mikrowelle erwärmt) aufs Bäuchlein und massieren Sie dieses (vom Nabel ausgehend spiralförmig im Uhrzeigersinn) bei jedem Wickeln mit der Schüßler-Salbe Nr. 7, mit warmem Kümmel-, Melissen- oder Baby-Bäuchlein-Öl (z.B. Weleda) bzw. mit Kupfer Salbe rot® (Wala). Neigt Ihr Kind bei den Blähungskoliken zu kalten Füßen, versuchen Sie diese mit Ihren Händen zu erwärmen; wenn es gelingt, sind die Bauchkrämpfe weg. Ansonsten eignet sich auch Kupfer Salbe rot® (Wala) zur sanften Fußeinreibung, um die Füßchen aufzuwärmen. Diese lindert gleichzeitig noch die kindliche Krampfbereitschaft. Das Tragen des Säuglings in der so genannten Fliegerhaltung ist ebenfalls hilfreich. Hier liegt Ihr Kind mit dem Bäuchlein auf Ihrem Unterarm. Andere Babys lieben es wiederum, in eine warme Decke eingewickelt oder fest umschlossen gehalten zu werden. Sorgen Sie für einen strukturierten Tagesablauf (füttern, wickeln, schlafen, möglichst in gewohnter Umgebung bleiben).

Sie selbst sollten auf blähende Speisen, Rohkost, rohes Obst und Säfte verzichten[8]. Trinken Sie regelmäßig entblähende Tees aus Anis, Fenchel, Kümmel oder Koriander.

Bauchschmerzen, Blähungskoliken

Die Nr. 7 ist das Sofortmittel bei Schmerzen. Blähungskoliken erkennen Sie daran,

---

[8] Ausführlichen Rat zu allen Fragen der Ernährung finden Sie in meinem Ratgeber „Deine Nahrung sei dein Heilmittel" (siehe Anhang).

dass das Kind seine Beinchen anzieht.
▶ Nr. 7 Magnesium phos. D6
- entweder für das Baby: I bis 2 Tabl. in gelöster Form
- oder für die stillende Mutter: vor jedem Stillen als „Heiße Sieben" mit 2 bis 5 Tabl.
▶ Außerdem für das Baby sanfte Bauchmassagen (im Uhrzeigersinn) mit der Salbe Nr. 7

Bauchschmerzen durch Fettunverträglichkeiten oder Säure
▶ Nr. 9 Natrium phos. D6
- entweder für das Baby: I Tabl. in gelöster Form
- oder (bevorzugt) für die stillende Mutter: I bis 2 Tabl. vor dem Stillen lutschen

Bauchkrämpfe durch Nervosität
▶ Nr. 5 Kalium phos. D6
- entweder für das Baby: I Tabl. in gelöster Form
- oder (bevorzugt) für die stillende Mutter: jeden Morgen I bis 2 Tabl. lutschen

Schmerzen im rechten Oberbauch
In diesem Fall ist auf der rechten Seite mehr Fülle zu fühlen und das Bäuchlein wölbt sich vor.
▶ Nr. 10 Natrium sulf. D6 für das Baby: vor jedem Stillen ½ bis I Tabl. als Tablettenbrei in die Wangeninnentasche streichen
▶ Außerdem bei jedem Windelwechsel die Salbe Nr. 10 auf den rechten Oberbauch auftragen

Blähungen riechen nach verfaulten Eiern
▶ Nr. 4 Kalium chlor. D6
- entweder für das Baby: I Tabl. in gelöster Form
- oder (bevorzugt) für die stillende Mutter: vor jedem Stillen I bis 2 Tabl. lutschen

Versetzte Winde, besonders rechts
Sie können eine Vorwölbung des Bäuchleins erkennen.
▶ Nr. 6 Kalium sulf. D6 und Nr. 10 Natrium sulf. D6 für das Baby: im täglichen Wechsel vor jedem Trinken jeweils ½ bis I Tabl. in gelöster Form
▶ Nr. 8 Natrium chlor. D6 für das Baby: täglich I bis 2 Tabl. in gelöster Form bis 16 Uhr

Koliken mit grünlichem Durchfall
Außerdem ist das Kind zu unruhig zum Stillen und erbricht sofort nach dem Trinken.
▶ Nr. 2 Calcium phos. D6
- entweder für das Baby: I bis 2 Tabl. in gelöster Form
- oder für die stillende Mutter: vor jedem Stillen als „Heiße Sieben" mit 2 bis 5 Tabl.

Geröteter Nabel
Siehe „Nabel, gerötet" (Seite 142)

Durchfall

Laut Dr. Schüßler ist der Magen-Darm-Katarrh die häufigste Ursache für Durchfall bei Säuglingen. Durchfall ist nicht ungefährlich, weil Babys leicht austrocknen. Warten Sie mit einem Besuch beim Arzt nicht länger als sechs Stunden. Kommt erschwerend noch Erbrechen hinzu, bitte den Arzt sofort aufsuchen. Anzeichen für eine beginnende Austrocknung Ihres Babys sind Trockenheit des Mundes, der Zunge und der Schleimhäute. Die Babyhaut wirkt schlaff, die meisten Kinder sind matt, erschöpft und schläfrig. Hat Ihr Kind Schmerzen oder Krämpfe, zieht es die Beinchen an den Körper heran. In der Klinik wird es eine Elektrolytlösung erhalten, damit sich der Mineralstoffhaushalt reguliert. Brustkinder können durchaus weiter gestillt werden, Flaschenkinder erhalten meist eine Heilnahrung.

Hauptmittel bei allen Durchfallerkrankungen

▶ Nr. 3 Ferrum phos. D 12
- für das Baby: zu Beginn alle 15 Minuten, zur weiteren Behandlung alle 30 Minuten 1 Tabl. in gelöster Form, bis der Durchfall gestoppt ist
- für die Mutter: vor jedem Stillen als „Heiße Drei" mit 5 Tabl.

▶ Nr. 8 Natrium chlor. D 6
- für das Baby: zu Beginn stündlich ½ Tabl. in gelöster Form; hier ausnahmsweise ohne Uhrzeitbegrenzung
- für die Mutter: bis 16 Uhr vor jedem Stillen 1 bis 2 Tabl. lutschen

Tipp: Alternativ können Sie Ihrem Baby die beiden Salze auch in der Zwei-Gläser-Methode geben. Lösen Sie hierzu 3 Tabl. Nr. 3 Ferrum phosphoricum D 12 und 2 Tabl. Nr. 8 Natrium chlor. D 6 jeweils in heißem Wasser auf und geben Sie Ihrem Kind im Wechsel alle 30 Minuten jeweils 1 Löffel.

Sauer riechender Stuhl

Unter Umständen sieht der Stuhl gelblich-grün und wie „gehackt" aus, der Zungenbelag ist gelblich.
▶ Nr. 9 Natrium phos. D6 für das Baby: alle 30 Min. 1 Tabl. in gelöster Form bis zur Besserung, dann die Abstände verlängern

Durchfall grasgrün

▶ Nr. 10 Natrium sulf. D6 für das Baby: alle 15 bis 30 Min. 1 Tabl. in gelöster Form bis zur Besserung, dann die Abstände verlängern

---

Erbrechen
Siehe auch „Spucken" (Seite 148)

Erbricht Ihr Kind, verliert es ebenfalls viel Flüssigkeit und kann austrocknen (siehe oben, unter „Durchfall"). Bitte suchen Sie den Arzt auf, wenn Ihr Kind matt, erschöpft und schläfrig wirkt. Bieten Sie dem Säugling immer wieder die Brust bzw. etwas zu trinken an. Erbricht Ihr Kind ständig und es kommen Fieber und Bauchschmerzen hinzu, bitte sofort den Arzt aufsuchen. Behält Ihr Baby nicht die geringste Menge an Flüssigkeit bei sich, dann müssen Sie ebenfalls sofort den Arzt aufsuchen.

Nicht immer muss Erbrechen mit einer Magen-Darm-Erkrankung einhergehen. Unkompliziertes Erbrechen lässt sich gut zu Hause behandeln. Oft ist Kälte in den Magen eingedrungen oder das Kind will die Nahrung erbrechen, weil es diese nicht verträgt bzw. nicht verdauen kann.

Saures Speiseerbrechen

▶ Nr. 3 Ferrum phos. D6
- für das Baby: alle 15 bis 30 Min. 1 Tabl.

in gelöster Form bis zur Besserung, dann die Abstände verlängern
• und für die stillende Mutter: vor jedem Stillen 2 Tabl. lutschen

Erbrechen auch gallig

▷ Nr. 9 Natrium phos. D6
• für das Baby: alle 30 Min. I Tabl. in gelöster Form bis zur Besserung, dann die Abstände verlängern
• und für die stillende Mutter: vor jedem Stillen 2 Tabl. lutschen

Wässrig-schleimiges Erbrechen

▷ Nr. 4 Kalium chlor. D6 und Nr. 8 Natrium chlor. D6
• für das Baby: im Wechsel alle 15 bis 30 Min. I Tabl. in gelöster Form bis zur Besserung, dann die Abstände verlängern
• und für die stillende Mutter: vor jedem Stillen im Wechsel je 2 Tabl. lutschen

Erbrechen von saurer Flüssigkeit

▷ Nr. 9 Natrium phos. D6
• für das Baby: alle 15 bis 30 Min. I Tabl. in gelöster Form bis zur Besserung, dann die Abstände verlängern
• und für die stillende Mutter: vor jedem Stillen 2 Tabl. lutschen

Krampfartiges Erbrechen

▷ Nr. 7 Magnesium phos. D12 (Potenz beachten! Falls Sie die Nr. 7 in der Regelpotenz D6 zu Hause haben, können Sie jedoch auch diese verwenden.)
• für das Baby: alle 15 bis 30 Min. I Tabl. in gelöster Form bis zur Besserung, dann die Abstände verlängern
• und für die stillende Mutter: vor jedem Stillen 2 Tabl. lutschen

Fieber

Säuglinge fiebern im Allgemeinen schnell und meist geht das Fieber mit anderen Beschwerden einher, die auf eine akute Infektion schließen lassen. Oft begünstigt eine solche Erkrankung einen Entwicklungsschub. Da Fieber schwerwiegende Ursachen haben kann, ist eine Abklärung seitens des Kinderarztes unumgänglich, vor allem dann, wenn es langanhaltend ist und über 38,5 °C steigt. Durch starkes Schwitzen verlieren gerade Babys unter sechs Monaten sehr viel Flüssigkeit über die Haut und scheiden somit lebenswichtige Elektrolyte und Mineralien aus. Durch Appetit- und Durstmangel trocknen die Babys zudem leicht aus; unter Umständen muss mittels Infusionen Flüssigkeit zugeführt werden.

Als Eltern eines fiebernden Säuglings sind Sie vermutlich erst einmal verunsichert und ängstlich, zumal uns der natürliche Umgang mit dem Phänomen Fieber weitestgehend verlorengegangen ist. Stellen Sie sich zunächst die Frage, welche Ursache das Fieber haben könnte; Begleitsymptome wie Müdigkeit, Abgeschlagenheit, Schnupfen usw. sind bei der Beurteilung des Fiebers mit zu berücksichtigen. Ist es Ihnen gelungen, die eigentliche Ursache zu erkennen, dann behandeln Sie vorrangig diese.

Fieber ist keine eigenständige Krankheit, sondern immer ein Begleitsymptom. Es sollte primär als Zeichen einer Abwehrreaktion verstanden werden und dient dem körpereigenen Heilungsvorgang des Kindes. Es gibt inzwischen viele Untersuchungen, die belegen, dass sich beispielsweise Viren bei höheren Temperaturen langsamer entwickeln, und somit dürfen wir dankbar zur Kenntnis nehmen, dass Fieber die Abwehrreaktion stärkt. Unterdrücktes Fieber, gerade wenn es sich um mäßige Temperaturerhöhungen handelt (bis 38,5 °C) kann sich daher ungünstig auf die Heilung auswirken.

Hat Ihr Kind jedoch hohes Fieber ab 39,0 °C, dann sollten Sie wegen möglicher Komplikationen, z. B. Herz-Kreislauf-Probleme, Krampfzustände u. a., umgehend einen Arzt aufsuchen. Je jünger das Kind und je höher das Fieber, umso früher ist ärztliche Hilfe erforderlich, vor allem dann, wenn Sie wissen, dass Ihr Kind zu Krämpfen neigt. Bedenken Sie: Gerade bei Säuglingen ist besondere Achtsamkeit notwendig. Tritt das Fieber überraschend auf und ist verbunden mit Nahrungsverweigerung und Lethargie, dann gehen Sie bitte sofort zum Arzt, um eine Hirnhautreizung oder auch -entzündung ausschließen zu lassen.

Sollte das Fieber länger anhalten, vielleicht auch immer nur zu einer bestimmten Tageszeit subfebril (unterschwellig, d. h. bis 38,3 °C) auftreten, ist es wichtig, mit Hilfe eines Arztes die Ursache zu erforschen.

Fieber allgemein

Bei Beginn des Fiebers und bis 38,5 °C:

▶ Nr. 3 Ferrum phos. D 12 für das Baby: als „Heiße Drei" mit 5 bis 7 Tabl. – alle 10 bis 15 Min. einen Schluck oder Teelöffel

Bei Fieber über 38,5 °C:

▶ Nr. 5 Kalium phos. D 6 für das Baby: als „Heiße Fünf" mit 3 bis 5 Tabl. – alle 15 bis 30 Min. einen Schluck oder Teelöffel bis zur Besserung und Stabilisierung der Körpertemperatur, danach die Abstände verlängern und nacharbeiten

▶ Nr. 8 Natrium chlor. D 6 als Zwischenmittel für das Baby: alle zwei bis drei Std. 1 Tabl. in gelöster Form

Bei weißgrauem, trockenem oder schleimigem Zungenbelag

Zusätzlich:

▶ Nr. 4 Kalium chlor. D 6 und Nr. 8 Natrium chlor. D 6 für das Baby: alle ein bis zwei Stunden im Wechsel 1 Tabl. in gelöster Form

---

Tipps bei Fieber

Der gute alte Wadenwickel ist nach wie vor angesagt – allerdings erst ab einer Temperatur über 39 °C und nur wenn die Beinchen fühlbar heiß sind, sonst droht ein Kreislaufkollaps. Lassen Sie das Baby reichlich trinken. Bekleiden Sie Ihr Kind leicht, wenn es sich heiß anfühlt, und wärmer, wenn es fröstelt. Sorgen Sie für frische Luft im Zimmer, aber lüften Sie nur, wenn sich das Baby gerade nicht im Zimmer aufhält. Nehmen Sie Ihrem Kind bei Fieber die Plastikwindeln ab, um einen Hitzestau zu vermeiden.

Fontanellen

Die Fontanellen haben eine wichtige Aufgabe während der Geburt: Gemeinsam mit der knorpeligen Auskleidung des Schädels ermöglichen Sie das Übereinanderschieben der Knochenplatten und erleichtern damit den Durchtritt des Kopfes durch den Geburtskanal. Normalerweise verschließt sich die kleine Fontanelle nach ca. zwei Monaten, die Seitenfontanellen schließen sich nach rund einem Jahr und die große Fontanelle nach etwa zwei Jahren. Bei Mangelerscheinungen, z. B. Rachitis, kann sich der Verschluss verzögern.

Bei verzögertem Schließen der Fontanellen

▶ Nr. 1 Calcium fluor. D12 und Nr. 2 Calcium phos. D6 für das Baby: im täglichen Wechsel jeweils bis zu fünfmal täglich 3 Tabl. in gelöster Form

▶ Außerdem jeweils entsprechend im täglichen Wechsel die Salben Nr. 1 und 2 hauchdünn und sanft am Köpfchen des Kindes einmassieren

Geburtstrauma

Nach der Entbindung kann sich die eine oder andere Störung zeigen, die möglicherweise auch auf ein Geburtstrauma zurückzuführen ist. So kommt es vor, dass ein Kind immer um die Uhrzeit seiner Geburtsstunde schreit: Ängstlichkeiten aus dem Geburtserlebnis stecken möglicherweise noch lange in den Gliedern. Nehmen Sie Ihr Kind auf den Arm und beruhigen Sie es. Geben Sie dem kleinen Wesen Nähe, Wärme, Verständnis und Vertrauen; damit helfen Sie dem Säugling, den Geburtsschock zu verarbeiten und zu überwinden.

Tipp: Ein bis zwei Tropfen der „Rescue-Tropfen" („Notfalltropfen") von Dr. Bach auf dem Köpfchen und im Nackenbereich verteilen. Auch die Notfall-Salbe von Dr. Bach kann hier gute Dienste leisten. Beides ist in jeder Apotheke erhältlich.

Zur leichteren Überwindung des Geburtstraumas
Siehe auch „Rhythmusfindung" (Seite 144)

▶ Nr. 3 Ferrum phos. D12 für das Baby: zweimal täglich 1 Tabl. in gelöster Form

▶ Nr. 5 Kalium phos. D6 für das Baby: mittags 1 Tabl. in gelöster Form

Gelbsucht
Siehe „Neugeborenengelbsucht" (Seite 143)

Gneis
Siehe auch „Milchschorf" (Seite 142)

Gneis stellt sich als plattenförmige Schuppenbildung am Kopf und an den Augenbrauen dar. Er tritt meist in den ersten Lebenswochen auf. Ist die Gneisbildung sehr stark, könnte dies ein erster Hinweis auf eine spätere Allergie sein.

▶ Nr. 1 Calcium fluor. D12 für das Baby: drei- bis viermal täglich 1 Tabl. in gelöster Form

Tipp: Äußerlich vor jedem Baden den Gneis am Köpfchen mit der Salbe Nr. 1 leicht einmassieren und dann beim Waschen den gelösten Gneis vorsichtig abwaschen.

Kephalhämatom

Ein Bluterguss am Schädel des Kindes kann beispielsweise durch die mechanische Beanspruchung des Kopfes während des Geburtsvorgangs entstanden sein, wenn dabei Blutgefäße der Knochenhaut verletzt wurden.

Für das Baby täglich jeweils 1 Tabl. in gelöster Form:

▶ Nr. 3 Ferrum phos. D12

▶ Nr. 4 Kalium chlor. D6

▶ Nr. 11 Silicea D12

▶ Außerdem die Salben Nr. 3, 4 und 11 im Wechsel jeweils einmal täglich an der betroffenen Stelle vorsichtig einreiben

Milchschorf

Siehe auch „Gneis" (Seite 141)

Milchschorf (Crusta lactea) fällt im ersten Lebensjahr als Gesichts- und Hautausschlag auf. Er löst beim Kind große Unruhe aus, verbunden mit Jucken und Brennen auf dem betroffenen Hautareal. Milchschorf ist häufig das allererste Anzeichen einer Veranlagung zu Neurodermitis (Atopie) und darf niemals unterdrückt werden. Eine Ernährungsumstellung ist unerlässlich. Mit Hilfe der Schüßler-Salze können Sie großen Erfolg bei Ihrem Kind erzielen.

Bei (starken) Entzündungszeichen an den Schorfstellen

▶ Nr. 3 Ferrum phos. D12 für das Baby: vier- bis sechsmal täglich 1 bis 2 Tabl. in gelöster Form

Mehlartige, kleieartige, weißgraue plattenförmige Schuppen

▶ Nr. 4 Kalium chlor. D6 für das Baby: drei- bis sechsmal täglich 1 Tabl. in gelöster Form

Starke Oberhautabschuppungen auf klebrigem Grund

Meist zeigt sich eine eiterähnliche Absonderung unter den Krusten.

▶ Nr. 6 Kalium sulf. D6 für das Baby: drei- bis sechsmal täglich 1 bis 2 Tabl. in gelöster Form

Nässender Milchschorf

▶ Nr. 10 Natrium sulf. D6 für das Baby: drei- bis viermal täglich 1 Tabl. in gelöster Form

Mundsoor

In der Mundschleimhaut sind empfindliche Stellen mit weißlichen Belägen zu sehen. Verursacher ist in den meisten Fällen der Pilz Candida albicans. Ziehen Sie Ihren Kinderarzt zu Rate.

▶ Nr. 4 Kalium chlor. D6 für das Baby: vier- bis sechsmal täglich 1 Tabl. in gelöster Form

▶ Nr. 5 Kalium phos. D 6 für das Baby: vormittags und nachmittags bis 15 Uhr je 1 Tabl. in gelöster Form

Tipp: Geben Sie viermal täglich eine erbsengroße Menge „Mel rosatum" (steriler Rosenhonig aus der Apotheke) in den Mund des Kindes oder tragen Sie den sterilen Honig vor dem Stillen auf Ihre Brustwarzen auf.

Nabel, gerötet

Entweder Salzeinnahme:

▶ Nr. 7 Magnesium phos. D6 für das Baby: im Laufe des Tages 2 Tabl. in gelöster Form

oder Salbenanwendung:

▶ Den Nabel mit der Salbe Nr. 7 dünn einreiben

▶ Zusätzlich (im Wechsel mit einer evtl. Salbenanwendung) Nr. 6 Kalium sulf. D3 (Potenz beachten!) zur äußerlichen Anwendung: 1 Tabl. zerstoßen oder pulverisieren, in etwas ungebleichte Watte einwickeln, nebelfeucht benetzen und über dem Nabel mit einem Pflaster befestigen

Tipps: Feuchtwarme Bauchwickel, eine Wärmflasche mit warmem Wasser oder ein

angewärmtes Kirschkernkissen auflegen. Klären Sie ab, ob Ihr Kind möglicherweise unter Milchunverträglichkeit leidet. Lassen Sie vom Kinderarzt eine Infektion im Magen-Darm-Trakt oder eine Erkrankung im Nieren-/Blasenbereich als Ursache ausschließen.

Nebenhöhlenentzündung
Siehe „Schnupfen" (Seite 146)

Neugeborenenakne

Neugeborenenakne kann möglicherweise direkt nach der Geburt oder auch Wochen später auftreten. Mutmaßliche Auslöser sind die mütterlichen Hormone, welche Sie über die Plazenta an Ihr Kind weitergegeben haben. Es kommt vorübergehend zu harmlosen Knötchen auf Stirn und Wangen. Solange Sie stillen, können Sie die Knötchen und Pusteln mit Muttermilch betupfen. Auf keinen Fall ausdrücken, um Entzündungen zu vermeiden.

Hauptmittel
▶ Nr. 4 Kalium chlor. D6 für das Baby: vormittags und nachmittags je 1 Tabl. in gelöster Form

Bei geröteten Pusteln
Zusätzlich zum Hauptmittel:
▶ Nr. 3 Ferrum phos. D12 für das Baby: drei- bis fünfmal täglich 1 Tabl. in gelöster Form

Bei eitrigen und entzündeten Pusteln
Zusätzlich zum Hauptmittel:
▶ Nr. 9 Natrium phos. D6 und Nr. 11 Silicea D12 für das Baby: morgens, mittags

und abends im Wechsel je 1 Tabl. in gelöster Form

Tipps: Jeweils ein- bis zweimal täglich die entsprechenden Schüßler-Salben hauchdünn auf die betroffenen Hautpartien auftragen. Waschen Sie die Haut des Babys morgens und abends mit Stiefmütterchentee.

Neugeborenengelbsucht (Ikterus)

Bis zu einem gewissen Grad ist die Gelbfärbung der Haut bei Neugeborenen physiologisch. Sie entsteht durch den Wechsel von der Nabelschnuratmung auf Lungenatmung und die sich daraus ergebenden Veränderungen der Blutzusammensetzung (Hämoglobin F wird durch normales Hämoglobin ersetzt). Eine klinische Betreuung erfordert die Gelbsucht nur, wenn sie bei Frühgeborenen sehr lang und extrem auftritt (Ikterus gravis). Durch engmaschige Blutkontrollen (Venenblut evtl. aus der Ferse entnommen) können die Werte erfasst und eine entsprechende Therapie eingeleitet werden. Möglicherweise hält die Neugeborenengelbsucht auch länger als 14 Tage an, dann wird von einer verlängerten Gelbsucht (Ikterus prolongatus) gesprochen.

▶ Nr. 2 Calcium phos. D6 für das Baby: vormittags und nachmittags bis 15 Uhr je 1 bis 2 Tabl. in gelöster Form
▶ Nr. 10 Natrium sulf. D6 für das Baby: zwei- bis dreimal täglich 1 Tabl. in gelöster Form
▶ Außerdem die Salbe Nr. 10 bei jedem Wickeln hauchdünn im Bereich des rechten Rippenbogens einreiben

Tipp: Stellen Sie das Kind in der Wiege oder im Stubenwagen in die Nähe eines Fensters, damit möglichst viel Sonnenlicht über die Haut aufgenommen wird. Das hilft, die Gelbfärbung abzubauen.

Ohrenschmerzen

Ursache ist hier leider oft eine Mittelohrentzündung. Steigt ein Infekt vom Nasen-Rachen-Raum auf, ist das Mittelohr bei Säuglingen schnell mitbetroffen. Suchen Sie immer den Kinderarzt auf, wenn Ihr Kind unter Ohrenschmerzen leidet. Diese können beispielsweise durch eine Erkältung oder durch kalten Wind ausgelöst werden, in diesem Fall klingen die Beschwerden meist schnell wieder ab. Ein Säugling mit Ohrenweh wird unruhig, gereizt, trinkt plötzlich schlecht und hat eventuell begleitend auch Fieber und Durchfall. Oftmals wackeln die Babys mit dem Kopf und greifen sich immer wieder an das schmerzende Ohr. Etwas Muttermilch durch die Nase (nicht in die Ohren!) gegeben, kann hier manchmal wahre Wunder wirken. Rotlicht und Wärme tun ebenfalls meist gut.

Ohrenschmerzen allgemein
▷ Nr. 7 Magnesium phos. D6 für das Baby: als „Heiße Sieben" mit 5 bis 10 Tabl. – alle 10 Min. einen Schluck oder Teelöffel

Zum Abschwellen der Nasenschleimhäute
▷ Nr. 4 Kalium chlor. D6
   • für das Baby: drei- bis fünfmal täglich 1 Tabl. in gelöster Form
   • oder für die stillende Mutter: vor jedem Stillen 2 Tabl. lutschen

Tipp: Die Salben Nr. 3 und 4 im Wechsel äußerlich hinter den Ohren und im Bereich von Stirn- und Nebenhöhlen sanft einmassieren.

Rhythmusfindung

Das Neugeborene benötigt nach der Geburt viel Wärme, Körper- und Hautkontakt, denn es war ja eine gleichmäßige Temperatur in der Gebärmutter gewohnt. Nur mühevoll gelingt es ihm, im ersten Monat ausreichende Körperwärme zu entwickeln. Die denkbar engste Verbindung zwischen Mutter und Kind wird mit der Entbindung abrupt beendet. Die Wände der Gebärmutter waren bis zur Geburt seine wohlbekannten Grenzen, nun muss es ohne den vertrauten Raum existieren, und das löst Unbehagen aus. In der Gebärmutter hörte das Kind stets die gleichen bekannten Geräusche: Herzschlag sowie Darm- und Außengeräusche drangen nur stark gedämpft zu ihm durch. Nach der Geburt ist das Baby von fremden, lauten Geräuschen umgeben oder auch von völliger Stille. In Mutters Schoß herrschte praktisch Schwerelosigkeit, jetzt hat der kleine „Kopffüßler" Mühe, den Kopf zu halten und seine Glieder zu koordinieren. Aus dem diffusen Licht des Uterus kommt es in Tages- und Lampenlicht, und die vorgeburtliche „Zeitlosigkeit" soll in einen regelmäßigen Schlaf- und Wachrhythmus übergeleitet werden. Bisher war der Säugling über die Nabelschnur immer ohne Anstrengung mit ausreichend Nahrung versorgt. Auf einmal soll er nun gezielt saugen bzw. trinken, sollen sich Ess- und Stillzeiten einpendeln. All das Neue wirkt bedrohlich und schlafstörend und die Umstellung geht meist nicht ohne Probleme. Aus diesen Gründen ist es überaus wichtig, das Neugeborene zärtlich zu berühren und zu liebkosen. Seine psychische Gesundheit und die gedeihliche Entwicklung von Gehirn- und Nervenzellen hängen davon ab. Das Baby braucht jetzt viel Ruhe und Zuwendung, um auf der Erde „anzukommen" und seinen eigenen Lebensrhythmus zu finden. Es kann bis zu fünf Monaten dauern, bis sich ein gleichmäßiger Rhythmus eingestellt hat.

Biochemische Energieschaukel

▶ Nr. 2 Calcium phos. D6
- für das Baby: morgens 1 Tabl. in gelöster Form
- und für die stillende Mutter: morgens als „Heiße Zwei" mit 5 bis 10 Tabl.

▶ Nr. 5 Kalium phos. D6
- für das Baby: mittags 1 Tabl. in gelöster Form
- und für die stillende Mutter: mittags als „Heiße Fünf" mit 5 bis 10 Tabl.

▶ Nr. 7 Magnesium phos. D6
- für das Baby: abends 1 Tabl. in gelöster Form
- und für die stillende Mutter: abends als „Heiße Sieben" mit 5 bis 10 Tabl.

Schlafprobleme

Siehe auch „Rhythmusfindung" (Seite 144)

Im ersten Monat ist Ihr Baby noch nicht in der Lage, Tag und Nacht zu unterscheiden. Es kann auch noch nicht länger als zwei bis vier Stunden ohne Nahrung auskommen. Daher wird es sowohl tagsüber als auch nachts seine Bedürfnisse anmelden. Schreit Ihr Baby, hat es entweder Hunger oder Bauchschmerzen bzw. es sehnt sich nach körperlicher Nähe. Ha-

ben Sie diese Bedürfnisse befriedigt, Ihr Baby findet aber dennoch nicht alleine in den Schlaf zurück, dann können Sie es rhythmisch wiegen, tragen oder streicheln, um ihm dabei zu helfen.

Schlummertrunk

▶ Nr. 7 Magnesium phos. D6 und Nr. 11 Silicea D12
- für das Baby: je 2 Tabl. zusammen als heiße Trinklösung – vor dem Schlafenlegen dem Säugling löffelweise einflößen
- oder für die stillende Mutter: vor jedem Stillen je 3 bis 5 Tabl. zusammen als heiße Trinklösung

---

Schläfrigkeit

Ihnen fällt auf, dass Ihr Neugeborenes nach der Geburt ungewöhnlich schläfrig ist, es atmet unregelmäßig, will nicht trinken und hält sowohl Stuhl als auch Urin zurück. Ziehen Sie bei diesen Anzeichen unbedingt einen Kinderarzt hinzu. Es könnte sein, dass sich schwerwiegendere Störungen dahinter verstecken wie z.B. eine Stoffwechselstörung oder eine Infektion. Haben Klinik oder Kinderarzt Entwarnung gegeben, kommen Geburtsstress oder -schock als mögliche Ursache in Frage:

Zur Behandlung der Schläfrigkeit, aber auch bei einem eventuellen Geburtsstress oder -schock kommen folgende drei Salze gleichermaßen zur Anwendung.

▶ Nr. 3 Ferrum phos. D12 für das Baby: morgens 1 Tabl. in gelöster Form
▶ Nr. 5 Kalium phos. D6 für das Baby: mittags eine Tabl. in gelöster Form
▶ Nr. 8 Natrium chlor. D6 für das Baby: nachmittags bis 16 Uhr 1 Tabl. in gelöster Form

▶ Außerdem im täglichen Wechsel die Salben Nr. 6 und 10 einmal täglich, am besten beim Wickeln gegen 14 Uhr, auf den Oberbauch einreiben

Schluckauf

Schluckauf tritt bei Babys sehr häufig auf. Oft schlucken kleine Kinder beim Trinken zu viel Luft oder beim Wickeln wurde der Bauch entblößt und es entstand Verdunstungskälte. Jetzt hilft ein sanftes Klopfen auf den Rücken, warmer Tee oder ein warmes Kirschkernsäckchen auf dem Bauch.

*Tipp: Salbe Nr. 7 oder Kupfer Salbe rot®
(Wala) bei jedem Wickeln mit vorgewärmten Händen sanft im Bereich des Bäuchleins einmassieren.*

Schnupfen

Babys sind Nasenatmer, deswegen kann ein Schnupfen quälend sein. Das Trinken wird nicht mehr so gut funktionieren, wenn das Kind ersatzweise durch den Mund atmen muss. Ist die Nase stark verstopft, können vom Arzt verordnete, fürs Baby geeignete Nasentropfen nötig werden. Da diese aber den Nachteil haben, langfristig die Schleimhäute auszutrocknen, sollten die Tropfen nur wenige Tage zum Einsatz kommen. Beim Schnupfen handelt es sich fast immer um eine Virusinfektion, weshalb nur die Symptome behandelt werden können. Erleichterung schaffen Sie durch viel frische Luft und eine Erhöhung der Luftfeuchtigkeit z.B. durch Aufhängen feuchter Tücher im Schlafzimmer.

*Tipp für die Ernährung der stillenden Mutter:
Beim kindlichen Schnupfen und bei Nebenhöhlenentzündungen egal welcher Art ist es sinnvoll, die Ernährung umzustellen, d.h. Sie essen in dieser Zeit so wenig wie möglich tierisches Eiweiß in Form von Milch, Käse, Joghurt, Quark, Wurst und Fleisch. Zudem sollten Sie den Genuss von Reis, Brot, Kartoffeln, Tomaten, Paprika, Gurken, Obstsäften und Bananen reduzieren. Damit vermeiden Sie alles, was Schleim bildet!*

Beginnender Schnupfen bzw. Nasennebenhöhlenentzündung

Das Kind beginnt zu niesen, sein Rachen wird trocken.

▶ Nr. 3 Ferrum phos. D12 für das Baby: alle 15 bis 30 Min. 1 Tabl. in gelöster Form

Schleim in den Nebenhöhlen

Der Schleim fließt nur schwer ab, klebt fest; das Sekret ist weißgrau, fadenziehend, klebend, kann aber auch in „Straßen" den Rachen hinunterlaufen.

Zur Stoßtherapie:

▶ Nr. 4 Kalium chlor. D6 für das Baby: als „Heiße Vier" mit 3 bis 5 Tabl. – alle 10 Min. ein Schluck oder Teelöffel

Im weiteren Verlauf:

▶ Nr. 4 Kalium chlor. D6 für das Baby: drei- bis fünfmal täglich 1 bis 2 Tabl. in gelöster Form
▶ Außerdem mehrmals täglich die Salbe Nr. 4 (Kalium chlor.) zur Einreibung auf die Neben- und Stirnhöhlen sanft einklopfen

Schreien

Was tun, wenn das Baby schreit, obwohl es offensichtlich keinen Hunger hat, nicht müde ist und sich auch sonst kein Grund für sein Unwohlsein finden lässt? Was kann dahinterstecken, wenn es sich nicht oder nur ganz schwer beruhigen lässt und scheinbar ohne Grund stundenlang schreit?

Es gibt viele mögliche Ursachen für das Schreien eines Babys. Es ist ja die einzige Art, seinem Unmut Luft zu machen. So könnten Blähungen daran schuld sein oder die Drei-Monats-Koliken, ebenso das tägliche Fünf-Uhr-Schreien. Manchmal schreien Kinder auch, weil sie zu viel Nahrung bekommen; in diesem Fall genügt es, die Nahrung zu reduzieren, keinen Tee zuzufüttern und das Kind gut aufstoßen zu lassen. Anschließend verschaffen Sie ihm mit einer festen Rückenunterlage Bewegungsfreiheit zum Strampeln und Drehen. Auf diese Weise kann die Darmaktivität in Gang kommen. Daneben können auch krankhafte Ursachen vorliegen, wie z.B. Reizungen der Haut, Stoffwechsel- oder genetische Erkrankungen, Herzfehler, Auffälligkeiten in der Muskulatur, ein Leistenbruch, eine krankhafte Veränderung des Gehirns, Störungen im Magen-Darm-Trakt, Nahrungsmittelunverträglichkeiten (z.B. gegen Milcheiweiß) oder Rückflussprobleme (Reflux) wie Sodbrennen. Auch Entwicklungsstörungen sind ein denkbarer Grund für anfallartiges Schreien. Komplikationen bei der Geburt wie Sauerstoffmangel, eine Zangengeburt, die Nabelschnur um den Hals und Ähnliches können vermehrtes oder exzessives Schreien bewirken.

Meist geht die Unruhe nach dem dritten, spätestens nach dem sechsten Lebensmonat zurück. Denken Sie nicht, dass Sie dies alles allein tragen müssen! Die Fachleute wissen sehr wohl, wie schwierig Ihre Situation ist. Lassen Sie sich auch nicht verunsichern von Erklärungsversuchen oder Schuldzuweisungen aus Familie und Freundeskreis. Es gibt sozialpädiatrische Zentren (Frühdiagnosezentren) bzw. so genannte „Schreiambulanzen", in denen Ihnen Kinderärzte, Physiotherapeuten, Psychologen und Sozialarbeiter professionelle Hilfe anbieten; sie stützen Ihr Selbstvertrauen und helfen Ihnen, Sicherheit im Umgang mit Ihrem Kind zu gewinnen, wenn Sie nicht mehr weiter wissen.

Bitte schütteln Sie Ihr Baby NIEMALS, auf gar keinen Fall! Auch dann nicht, wenn die Nerven blank liegen, z.B. weil das Baby immerzu schreit. Ein Säugling verfügt noch nicht über genügend Muskeln, um seinen Kopf bei schnellen Schleuderbewegungen stabil zu halten. Dadurch können die Gefäße einreißen und es kann zu Blutungen und Ergüssen kommen. Diese wiederum sind eine große Gefahr für das kindliche Gehirn! Ein paar schnelle Schüttelbewegungen genügen womöglich, um das ganze Leben des Babys zu beeinträchtigen – sie können sogar tödlich sein!

Zur Stärkung der Nerven von Mutter und Kind

Das Kind nimmt die Salze über die Muttermilch auf.

Im Wechsel:

- Nr. 5 Kalium phos. D6 für die Mutter: mehrmals täglich bis 15 Uhr als „Heiße Fünf" mit 5 Tabl.
- Nr. 7 Magnesium phos. D6 für die Mutter: mehrmals täglich als „Heiße Sieben" mit 5 Tabl.

▶ Außerdem Nr. 11 Silicea D12 für die Mutter: abends als „Heiße Elf" mit 5 bis 7 Tabl.

Spucken

Ein Sprichwort sagt: „Speibabys sind Gedeihbabys" – an dieser Aussage des Volksmundes ist etwas dran, denn das Speien scheint die Kinder nicht im Geringsten zu beeinträchtigen. Dieses Spucken darf nicht mit Erbrechen gleichgesetzt werden. Kleine Nahrungsmengen werden nach dem Stillen oder Füttern nach draußen befördert. Für das Baby geht dies völlig schmerzfrei und mühelos vonstatten. Möglicherweise spuckt es auch Stunden nach der Nahrungsaufnahme. Auslöser des unangenehmen „sauren Aufstoßens" ist der Magenpförtner (Schließmuskel zwischen Magen und Speiseröhre), der noch nicht richtig funktioniert. Nimmt Ihr Baby regelmäßig zu, gibt es keinen Grund, sich Sorgen zu machen. Spätestens wenn der Säugling lernt zu sitzen und zu stehen, verschwindet das Spucken von ganz allein. Die Umstellung von Muttermilch auf Beikost wirkt sich ebenfalls oft förderlich aus.

▶ Nr. 9 Natrium phos. D6 für das Baby: vor jeder Mahlzeit ½ Tabl. in gelöster Form
▶ Außerdem bei jedem Wickeln die Salbe Nr. 7 im Bereich des Oberbauchs einmassieren

Trinkprobleme

Ablehnung der Muttermilch oder Durchfall durch Muttermilch

▶ Nr. 11 Silicea D12 für das Baby: dreimal täglich 1 Tabl. in gelöster Form

Das Kind ist sehr zart gebaut

Außerdem leidet es häufig unter Nabel- oder Augenentzündungen.

▶ Nr. 11 Silicea D12 für das Baby: dreimal täglich 1 Tabl. in gelöster Form

Das Kind ist trinkfaul

Es schwitzt viel, besonders am Hinterkopf, sein Körpergeruch ist säuerlich. Die Muttermilch wird immer wieder erbrochen.

▶ Nr. 22 Calcium carbonicum D12 für das Baby: dreimal täglich 1 Tabl. in gelöster Form

Ständiges Erbrechen

Der Säugling ist erschöpft und apathisch. Sofort Arzt bzw. Klinik aufsuchen.

Zur Unterstützung:

▶ Nr. 2 Calcium phos. D6
• für das Baby: morgens 1 Tabl. in gelöster Form
• und evtl. für die stillende Mutter: morgens vor dem Stillen 2 Tabl. lutschen
▶ Nr. 3 Ferrum phos. D12
• für das Baby: vormittags 1 Tabl. in gelöster Form
• und evtl. für die stillende Mutter: vormittags vor dem Stillen 2 Tabl. lutschen
▶ Nr. 5 Kalium phos. D6
• für das Baby: mittags 1 Tabl. in gelöster Form

- und evtl. für die stillende Mutter: mittags vor dem Stillen 2 Tabl. lutschen.
- ▶ Nr. 8 Natrium chlor. D6
- für das Baby: nachmittags bis 16 Uhr 1 Tabl. in gelöster Form
- und evtl. für die stillende Mutter: nachmittags bis 16 Uhr vor dem Stillen 2 Tabl. lutschen

Unruhe von Neugeborenen

Manche Neugeborene sind nach der Geburt extrem unruhig, schreien, schlafen kaum, sind blass und leiden möglicherweise unter Bauchkrämpfen. Oft wirkt eine Massage des schmerzenden Bäuchleins mit der Salbe Nr. 7 wohltuend und beruhigend.

Hauptmittel bei Unruhe

▶ Nr. 7 Magnesium phos. D6
- für das Baby: vor jeder Mahlzeit 1 Tabl. in gelöster Form
- und für die stillende Mutter zusätzlich: vor jedem Stillen 1 bis 2 Tabl. lutschen

Bei auffallender Blässe

▶ Nr. 2 Calcium phos. D6
- für das Baby: zweimal täglich 1 Tabl. in gelöster Form
- und für die stillende Mutter zusätzlich: vor jedem Stillen 1 bis 2 Tabl. lutschen

▶ Nr. 3 Ferrum phos. D12
- für das Baby: zweimal täglich 1 Tabl. in gelöster Form
- und für die stillende Mutter zusätzlich: vor jedem Stillen 1 bis 2 Tabl. lutschen

Bei schwallartigem Erbrechen

Zur Abklärung unbedingt einen Arzt aufsuchen!
▶ Nr. 7 Magnesium phos. D6
- für das Baby: vor jeder Mahlzeit 1 Tabl. in gelöster Form
- und für die stillende Mutter zusätzlich: vor jedem Stillen 1 bis 2 Tabl. lutschen

Bei Krämpfen

▶ Nr. 7 Magnesium phos. D6
- für das Baby: vor jeder Mahlzeit 1 Tabl. in gelöster Form bzw.
- und für die stillende Mutter zusätzlich: vor jedem Stillen als „Heiße Sieben" mit 5 Tabl.
▶ Außerdem bei Bedarf die Salbe Nr. 7 zur Bäuchlein-Massage verwenden; morgens und vormittags die Salbe Nr. 8 beim Wickeln hauchdünn im Bereich von Magen und Speiseröhre einreiben

Verstopfung

Eine echte Verstopfung kommt bei gestillten Kindern nur selten vor, die normale Stuhlgangfrequenz reicht jedoch von mehrmals täglich bis zu einmal pro Woche. Sollte Ihr Baby allerdings seltener als einmal pro Woche harte Bröckchen entleeren und sich dabei sehr anstrengen müssen, dann sprechen wir von einer Verstopfung. Zuerst einmal sollten Sie versuchen, dass Ihr Kind mehr trinkt. Vor allem aber darf die stillende Mutter keine Nahrungsmittel oder Getränke zu sich nehmen, die austrocknend wirken wie z.B. Kaffee, Ingwerwasser, scharfe Gewürze (Pfeffer, Curry usw.). Möglicherweise kann jedoch auch eine schmerzhafte Fissur (Riss) in der Afterschließhaut oder eine andere Verletzung in oder am After der Grund sein, warum das Kind den Stuhl zurückhält.

Tipp: Bei Verstopfung wirkt grundsätzlich eine Massage des Bäuchleins (im Uhrzeigersinn) mit der Salbe Nr. 7 wohltuend.

Hauptmittel bei Verstopfung

▶ Nr. 3 Ferrum phos. D12 für das Baby: drei- bis fünfmal täglich 1 Tabl. in gelöster Form

Die Nr. 3 gehört als Hauptmittel immer zu den jeweilig erwählten nachstehenden Salzen dazu und wird im Wechsel mit diesen verabreicht.

Weißgrau belegte Zunge, heller Stuhl

▶ Nr. 4 Kalium chlor. D6 für das Baby: drei- bis fünfmal täglich 1 Tabl. in gelöster Form

Harter, bröckeliger Stuhl mit Schleimüberzug

Verstopfung und Durchfall können sich abwechseln.

▶ Nr. 8 Natrium chlor. D6 für das Baby: drei- bis fünfmal täglich bis 16 Uhr 1 Tabl. in gelöster Form

Blähungskoliken, verbunden mit hartem Stuhl und schmerzendem Po (After)

▶ Nr. 10 Natrium sulf. D6 für das Baby: drei- bis fünfmal täglich 1 Tabl. in gelöster Form, davon auf alle Fälle eine Gabe am Abend; das fördert den Stuhlgang für den nächsten Morgen

Verstopfung mit Krämpfen

▶ Nr. 7 Magnesium phos. D6 für das Baby: als „Heiße Sieben" mit 5 bis 7 Tabl. – alle 15 bis 30 Min. ein Schluck oder Teelöffel
▶ Außerdem die Salbe Nr. 7 im Bereich des Bäuchleins einreiben

Dunkelbrauner oder gelblichgrüner Stuhl mit Schleimüberzug

▶ Nr. 5 Kalium phos. D6 für das Baby: drei- bis fünfmal täglich bis 15 Uhr 1 Tabl. in gelöster Form

Verstopfung mit Durchfall bei „Säurenaturen"

▶ Nr. 9 Natrium phos. D6 für das Baby: morgens 1 Tabl. in gelöster Form
▶ Nr. 10 Natrium sulf. D6 für das Baby: mittags 1 Tabl. in gelöster Form
▶ Nr. 11 Silicea D12 für das Baby: abends 1 Tabl. in gelöster Form

Vergeblicher Stuhldrang

Der Stuhl schlüpft zurück, durch das Pressen entstehen Einrisse am After des Kindes.

▶ Nr. 11 Silicea D12 für das Baby: drei- bis fünfmal täglich 1 Tabl. in gelöster Form, davon eine Gabe abends

„Stuhlhypochonder"

Das Kind neigt zum Zurückhalten des Stuhls.

▶ Nr. 2 Calcium phos. D6 für das Baby: dreimal 1 Tabl. in gelöster Form im Laufe des Vormittags

Windeldermatitis

Fast jeder Säugling hat mal einen wunden Po. Erstes Anzeichen für eine Windeldermatitis ist eine starke Rötung, die sich auch entzünden kann, evtl. auch blutet. Solange Sie stillen, kommt Ihre Ernährung als Auslöser in Frage, vor allem dann, wenn sie viel säurehaltige Lebensmittel in Form von Obst, Gemüse, Kaffee, schwarzem Tee, Früchtetees und Säften zu sich nehmen. Bei Flaschenkindern dagegen muss die Nahrung des Säuglings berücksichtigt werden.

Unter Umständen muss vom Arzt abgeklärt werden, ob eine Pilzinfektion vorliegt. Ein Candida-albicans-Befall ist an den weißlichen Belägen der Mundschleimhaut erkennbar.

Hauptmittel bei rotem, wundem Po

▷ Nr. 3 Ferrum phos. D12 für das Baby: drei- bis viermal täglich 1 Tabl. in gelöster Form, nach Besserung zweimal täglich

Im Akutfall

▷ Nr. 8 Natrium chlor. D6 und Nr. 9 Natrium phos. D6 für das Baby: im Wechsel alle zwei Stunden je 1 Tabl. in gelöster Form

▷ Außerdem bei rotem Po: bei jedem Wickeln die Salbe Nr. 3 auf die gesäuberte Haut auftragen, dazu die Salben Nr. 8 und 9 im Wechsel einsetzen

Po stark nässend

▷ Nr. 10 Natrium sulf. D6 für das Baby: dreimal täglich 1 Tabl. in gelöster Form, nach Besserung zweimal täglich

▷ Außerdem die Salbe Nr. 10 auftragen

Zum Aufbau der Haut und zur Stabilisierung in der Abheilphase

▷ Nr. 2 Calcium phos. D6 für das Baby: morgens 1 bis 2 Tabl. in gelöster Form

Tipps: Der Bereich von After und Genitalien sollte täglich für ein bis zwei Stunden ohne Windel Luft, Licht und Wärme ausgesetzt werden (beim Einsatz einer Wärmelampe unbedingt die Gebrauchsvorschriften einhalten!). Sie können auf die wunden Stellen auch Heilerde (z.B. Luvos®) dick aufpudern, damit die nässenden Stellen austrocknen und die Entzündung sich beruhigt. Windeln häufig wechseln (auch auf Unverträglichkeiten achten, evtl. Bioqualität ohne Bleich- und Duftstoffe bevorzugen), um ein feuchtes und reizendes Mikroklima zu vermeiden. Benutzen Sie in den ersten Lebenswochen Stoffwindeln statt der üblichen Einwegwindeln. Heilwolle- oder Seideneinlagen sind ebenfalls empfehlenswert, da sie die Hautatmung unterstützen. Nach dem Wickeln können Sie den wunden Po mit einem lauwarmen Föhn trocknen, aber Vorsicht: Genügend Abstand halten und das Baby auf den Bauch legen bzw. eine Hand vorhalten, damit nicht durch Zufall ein Urinstrahl in den Föhn gerät (Stromschlag!). Abends wäre auch ein Calendula-Bad mit anschließender Einreibung einer Calendula-Salbe oder mit spagyrischem Johanniskraut-Öl (z.B. Lunasol) empfehlenswert.

Solange Sie stillen, sollten Sie auf größere Mengen stark Vitamin-C-haltiger Lebensmittel (z.B. Zitrusfrüchte, Paprika) verzichten – die Ascorbinsäure könnte die kindliche Haut reizen.

Zahnungsschmerzen

Zahnungsbeschwerden können auftreten, müssen aber nicht. Ihr Kind kann seine ersten Zähnchen auch völlig schmerzfrei über Nacht bekommen. Doch in vielen Familien ist die Zahnungsphase eine Zeit der besonderen Anspannung und Unruhe. Der erste Zahn erscheint bei den meisten Kindern zwischen dem fünften und achten Lebensmonat. Viele Kinder erleben jetzt ihren ersten anhaltenden Schmerz. Im wahrsten Sinne des Wortes beginnt nun die Phase des „Durchbeißens" – Ihr Kind wird viel Zuwendung von Ihnen einfordern.

Den Anfang machen in der Regel die unteren mittleren Schneidezähne. Die durchbrechenden Zähne können kitzeln oder schmerzen, das Zahnfleisch kann anschwellen. Der Schlaf ist oftmals gestört und die Nächte werden kurz für Eltern und Kind.

Zähne kündigen sich oft durch vermehrte Weinerlichkeit, verstärkten Speichelfluss, aber auch mit Fieber, Durchfall, wundem Po und Bronchitis an. Die Kinder zahnen dann „über Darm und Lunge", wie der Volksmund sagt. Die Haut über den „schiebenden" Zähnen ist gespannt und brennt – ein Beißring, Löffel oder auch eine harte Brotkante werden von vielen Kindern gern angenommen, um durch das Herumkauen das Spannungsgefühl abzubauen. Mit dem Durchbruch der ersten Zähnchen erwacht oft das Interesse an fester Nahrung.

Hauptmittel, das den Zähnen zum Durchbruch verhilft

▶ Nr. 1 Calcium fluor. D12 und Nr. 2 Calcium phos. D6 für das Baby: jeweils dreimal täglich 1 Tabl. in gelöster Form im Wechsel

Fieberhafte Zahnungsbeschwerden und/oder Entzündung des Zahnfleisches oder der Mundhöhle

▶ Nr. 3 Ferrum phos. D12 für das Baby: sechsmal täglich 1 Tabl. in gelöster Form

Schmerzhaftes Zahnen ohne Fieber

▶ Nr. 2 Calcium phos. D6 und Nr. 7 Magnesium phos. D6 für das Baby: als „Heiße Zwei" und „Heiße Sieben" mit je 3 bis 5 Tabl. – alle 10 bis 15 Min. je ein Schluck oder Teelöffel im Wechsel

Bei Schwellung des Zahnfleisches

▶ Nr. 4 Kalium chlor. D6 für das Baby: bis zu fünfmal täglich 1 Tabl. in gelöster Form

Bei Ängstlichkeit, Unruhe, Unpässlichkeit

Zusätzlich zu den anderen passenden Salzen:

▶ Nr. 5 Kalium phos. D6 für das Baby: bis zu fünfmal täglich 1 Tabl. in gelöster Form

Bei starkem Speichelfluss

Zusätzlich zu den anderen passenden Salzen:

▶ Nr. 8 Natrium chlor. D6 für das Baby: mehrmals täglich bis 16 Uhr 1 Tabl. in gelöster Form

Zur Vorbeugung von Säureschäden durch saures Speien oder durch saures Erbrechen

▶ Nr. 9 Natrium phos. D6 für das Baby: ein- bis zweimal wöchentlich 1 Tabl. in gelöster Form

Zur Zahnerhaltung

Während der gesamten Zahnungsphase bis zum Abschluss der Zahnbildung im täglichen Wechsel (jeweils ein Salz pro Tag):

▶ Nr. 1 Calcium fluor. D12 für das Baby: ein- bis zweimal im Laufe des Vormittags 1 Tabl. in gelöster Form

▶ Nr. 2 Calcium phos. D6 für das Baby: ein- bis zweimal im Laufe des Tages 1 Tabl. in gelöster Form

▶ Nr. 7 Magnesium phos. D6 für das Baby: ein- bis zweimal im Laufe des Tages 1 Tabl. in gelöster Form

▶ Nr. 11 Silicea D12 für das Baby: ein- bis zweimal im Laufe des Tages 1 Tabl. in gelöster Form

Zur Autorin

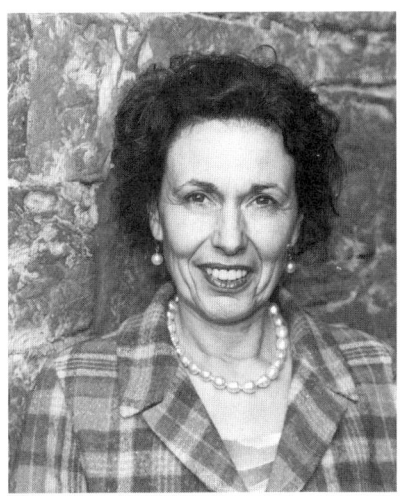

Angelika Gräfin Wolffskeel von Reichenberg, Heilpraktikerin und psychologische Beraterin, wurde deutschlandweit als charismatische und umfassend heilkundlich gebildete Referentin und Buchautorin bekannt. Mit bis zu 400 Besuchern sind ihre Vorträge, die sie u. a. als Referentin des Biochemischen Bundes Deutschland (BBD) e. V. und in Zusammenarbeit mit Apotheken hält, hervorragend besucht.

Schwerpunkte der letzten Jahre sind die Themen **„gesunde Ernährung"** und **„Biochemie nach Dr. Schüßler".** Zu ihren weiteren Arbeitsgebieten gehören u. a. die klassische und kreative Homöopathie nach Antonie Peppler, die energetische Therapie, Fußreflexzonentherapie, die Wirbelsäulentherapie nach Dorn/Breuss, Irisdiagnose, TCM, Ayurveda und Ernährungsberatung. Darüber hinaus ist Gräfin Wolffskeel **Lehrbeauftragte des Freien Verbands Deutscher Heilpraktiker e. V. (FVDH)** für Biochemie nach Dr. Schüßler, Beisitzerin im Biochemischen Verein Würzburg für Gesundheitsfragen und Fortbildungsreferentin für Biochemie nach Dr. Schüßler der Bayerischen Apothekenkammer München.

Des Weiteren leitet sie die **SURYA-Heilpraktiker-Schule** in Reichenberg bei Würzburg und ist dort unter anderem als Dozentin für die Schwerpunkte Verdauungsorgane, Stoffwechsel und Biochemie nach Dr. Schüßler tätig. SURYA bietet eine nebenberufliche, erwachsenengerechte Ausbildung zum/zur Heilpraktiker/in im Zyklus von zwei Jahren an.

Angelika Gräfin Wolffskeel ist gerne zu einem Gedankenaustausch mit ihren Lesern bereit. Sie können Ihre Fragen jederzeit im Internetforum www.mankau-verlag.de/forum stellen.

Praxis und Vortragstermine der Autorin:
www.graefin-wolffskeel.de

Haben Sie Fragen an Angelika Gräfin Wolffskeel? Anregungen zum Buch?
Erfahrungen, die Sie mit anderen teilen möchten?
Nutzen Sie unser Internetforum: **www.mankau-verlag.de/forum**

Weitere Veröffentlichungen der Autorin

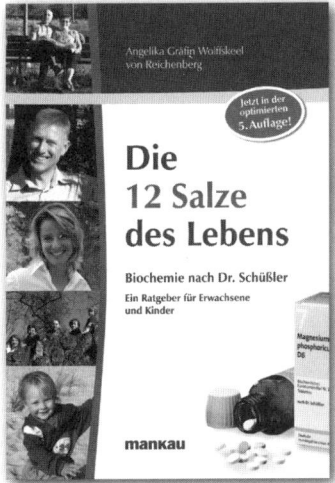

Angelika Gräfin Wolffskeel von Reichenberg
Die 12 Salze des Lebens
Biochemie nach Dr. Schüßler
Ein Ratgeber für Erwachsene und Kinder

5. Aufl. 2010, ISBN 978-3-938396-65-0
334 S., Softcover
12,95 € (D), 13,40 € (A)

Gesund bleiben und Krankheiten heilen: Immer mehr Menschen setzen auf die ganzheitliche Heilweise nach Dr. Wilhelm Heinrich Schüßler (1821–1889). Durch seine 12 biochemischen Mineralsalze können „alle Krankheiten, welche überhaupt heilbar sind, geheilt werden", zeigte sich der engagierte Arzt und Forscher einst überzeugt.

In ihrem umfassenden Ratgeber rund um Schüßler-Salze gibt Angelika Gräfin Wolffskeel ihren großen Erfahrungsschatz preis: grundlegendes Wissen zu den 12 Schüßler-Salzen sowie den 12 Ergänzungssalzen, Heilung nach Krankheitsbildern, Schwangerschaft, Kinderheilkunde, Entwicklung und Pubertät, Wechseljahre, Entzündungen, Fibromyalgie-Syndrom, Nervensalze, Osteoporose, Kuren ...

Ein praxisorientierter und fundierter Ratgeber, der seinesgleichen sucht. Mit umfangreichem Krankheitsregister!

Mit einem Geleitwort von Ruth Maria Kubitschek und einer Einführung von Hans-Heinrich Jörgensen.

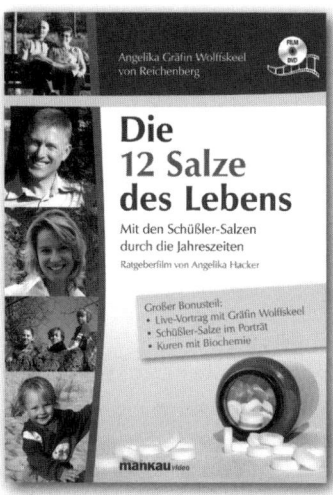

Angelika Gräfin Wolffskeel von Reichenberg
Die 12 Salze des Lebens (Film-DVD)
Mit den Schüßler-Salzen durch die Jahreszeiten
Ratgeber- und Lehrfilm von Angelika Hacker/
Scala Z Media nach dem gleichnamigen Buch von
Angelika Gräfin Wolffskeel von Reichenberg

1. Aufl. 2009, ISBN 978-3-938396-37-7
1 DVD, Hauptfilm ca. 48 Min.
Bonusmaterial ca. 109 Min.
20,00 € (D), 20,00 € (A)

Worin liegt das Geheimnis der Schüßler-Salze? Warum können die potenzierten Mineralstoffe oft helfen, wo die teuren Pillen der Pharma-Konzerne keinen Erfolg haben oder aber zu unerwünschten Nebenwirkungen führen?

Immer mehr gesundheitsbewusste Menschen vertrauen auf die sanfte, preiswerte und nebenwirkungsfreie Biochemie nach Dr. Schüßler, die sich seit über 130 Jahren bewährt hat.

„Die 12 Salze des Lebens" ist ein informativer und zugleich anschaulicher Ratgeber- und Lehrfilm. Die Autorin des gleichnamigen Buch-Bestsellers und renommierte Schüßler-Expertin Angelika Gräfin Wolffskeel von Reichenberg erklärt in Beispielen aus ihrer Praxis die Schüßler-Salze und ihre Anwendungsmöglichkeiten. Diplom-Psychologin und Filmemacherin Angelika Hacker erweitert das Buch um die Dimension der jahreszeitlichen Zusammenhänge zwischen dem Auftreten von Krankheiten und Vorsorge- sowie Therapiemöglichkeiten – und vertieft dadurch die Einsicht in natürliche Regelkreisläufe und Selbstheilungsprozesse.

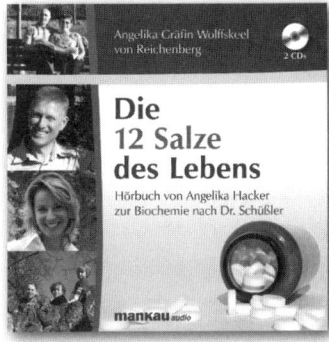

Angelika Gräfin Wolffskeel von Reichenberg
Die 12 Salze des Lebens (Hörbuch)
Hörbuch von Angelika Hacker/Scala Z Media zur Biochemie nach Dr. Schüßler nach dem gleichnamigen Buch von Angelika Gräfin Wolffskeel

1. Aufl. 2009, ISBN 978-3-938396-38-4
2 Audio-CDs, Gesamtlaufzeit ca. 99 Min.
15,00 € (D), 15,00 € (A)

Worin liegt das Geheimnis der Schüßler-Salze? Warum können die potenzierten Mineralstoffe oft helfen, wo die teuren Pillen der Pharma-Konzerne keinen Erfolg haben oder aber zu unerwünschten Nebenwirkungen führen?

Immer mehr gesundheitsbewusste Menschen vertrauen auf die sanfte, preiswerte und nebenwirkungsfreie Biochemie nach Dr. Schüßler, die sich seit über 130 Jahren bewährt hat.

In „Die 12 Salze des Lebens" erklärt Angelika Hacker frei nach dem gleichnamigen Buch-Bestseller von Angelika Gräfin Wolffskeel von Reichenberg die Schüßler-Salze und ihre Anwendungsmöglichkeiten. Das Hörbuch gibt zudem konkrete Behandlungsempfehlungen von Gräfin Wolffskeel zu wichtigen akuten und chronischen Krankheiten und stellt ausgewählte Schüßler-Kuren vor. Gedanken der Vorbeugung und der Selbstbehandlung stehen dabei im Mittelpunkt.

Mit einer geführten Meditation zur Körperwahrnehmung rundet Angelika Hacker die biochemische Therapie ab.

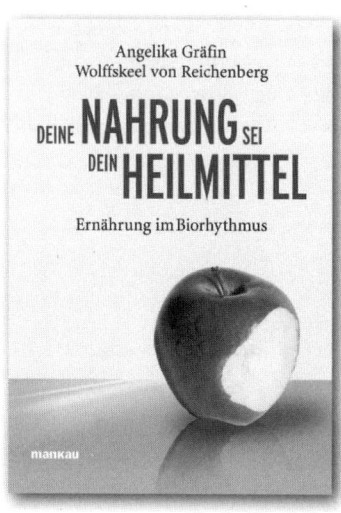

Angelika Gräfin Wolffskeel von Reichenberg
Deine Nahrung sei dein Heilmittel
Ernährung im Biorhythmus

2. akt. Aufl. 2011, ISBN 978-3-938396-03-2
306 S., Softcover
12,95 € (D), 13,40 € (A)

„Eure Nahrung soll Euer Heilmittel sein.
Eure Heilmittel sollen Eure Nahrung sein."
Hippokrates, 400 v. Chr.

Bereits unsere alten Ärzte in Antike und Altertum kannten die Heilkraft der Nahrung und arbeiteten vornehmlich mit ihr. Die alte Volksweisheit „Eure Nahrung soll Euer Heilmittel sein" ist nach wie vor therapeutisches Fundament zum Erhalt und zur Wiedergewinnung von Gesundheit.

Heutige Ernährungsberatung fokussiert jedoch meist auf einzelne Puzzleteile – etwa ausgewählte Vitamine, Mineralstoffe oder Stoffwechselerkrankungen wie beispielsweise erhöhtes Cholesterin.

Das vorliegende Buch bietet mehr: Es vermittelt eine ganzheitliche Sichtweise von der Zeugung bis zum Tod, unter Berücksichtigung der Jahres- und Tageszeiten, der Veranlagung und der Lebensmittelqualität.

Der praxisorientierte Ratgeber gibt fundiertes Wissen verständlich wieder. Mit Organuhr, konkreten Ernährungstipps, Rezepten, Fastenkur sowie eigenen Kapiteln zu Säure-Basen-Haushalt, Allergien, Diabetes und Rheuma.

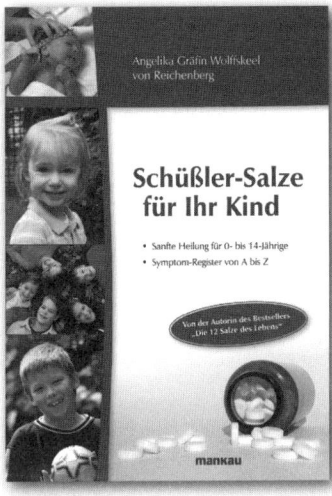

Angelika Gräfin Wolffskeel von Reichenberg
Schüßler-Salze für Ihr Kind
Sanfte Heilung für 0- bis 14-Jährige
Symptom-Register von A bis Z

1. Aufl. 2009, ISBN 978-3-938396-24-7
268 S., Softcover
12,95 € (D), 13,40 € (A)

Kinder sanft und natürlich heilen: Angelika Gräfin Wolffskeel von Reichenberg gibt Müttern und Vätern einen Ratgeber an die Hand, der aus dem Praxisalltag und vielen Fragen besorgter Eltern entstanden ist. Er beinhaltet wertvolles Wissen über die 12 Schüßler-Salze, die Ergänzungssalze und die Schüßler-Salben.

Ein umfangreiches Kinderkrankheiten- und Symptom-Register von A bis Z – von Akne über Appetitlosigkeit, Husten und Windpocken bis zu Zahnungsproblemen – gibt konkrete Einnahmeempfehlungen bei zahlreichen Beschwerden.

Darüber hinaus finden sich weitere nützliche Informationen – etwa: Was bedeuten Kinderkrankheiten? Was sollten Sie bei Impfungen unbedingt beachten? Wie sollte man mit ADHS umgehen, mit Angststörungen, mit Übergewicht?

Hilfreiche Tipps – z. B. Anleitungen für den Inhalt einer kleinen Hausapotheke, verschiedene Wickel und andere erprobte Hausmittel – sowie Ernährungshinweise und bewährte Rezepte runden das Buch ab.

161

Stichwortregister

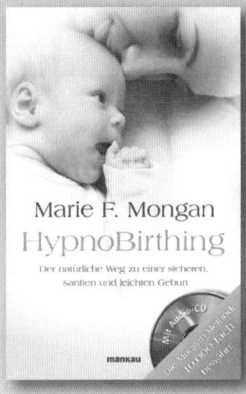

Marie F. Mongan

HYPNOBIRTHING

Der natürliche Weg zu einer sicheren,
sanften und leichten Geburt

19,95 € (D) / 20,60 € (A)
ISBN 978-3-938396-20-9

*„Ich empfehle dieses Buch und das dazugehörige, gut durch-
dachte Programm von Herzen, denn es leistet einen Beitrag
dazu, die Geburt unserer Kinder zu einem positiven und sanften Schritt auf dem Weg zu einer besseren Welt zu machen."*
Dr. med. Lorne R. Campbell sen.

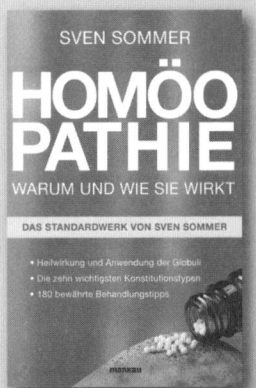

Sven Sommer

HOMÖOPATHIE

Warum und wie sie wirkt

14,95 € (D) / 15,40 € (A)
ISBN 978-3-938396-73-5

Bestseller-Autor Sven Sommer führt den Leser unterhaltsam
und leicht verständlich in die faszinierende Welt der Homöopathie ein; sein spannender Einblick in erstaunliche geschichtli-
che Fakten und wissenschaftliche Erkenntnisse macht deutlich, dass die Homöopathie der Schulmedizin seit zweihundert
Jahren einen Quantensprung voraus sein dürfte.

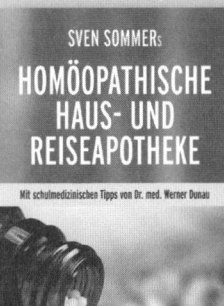

Sven Sommers

HOMÖOPATHISCHE HAUS-
UND REISEAPOTHEKE

Mit schulmedizinischen Tipps von Dr. med. Werner Dunau

9,99 € (D) / 10,30 € (A)
ISBN 978-3-86374-010-8

Im praktischen Handtaschenformat für zuhause und unterwegs!

Die „Homöopathische Haus- und Reiseapotheke" gibt Ihnen
Tipps zur Diagnose und Behandlung aller gängigen Beschwerden von A bis Z. Homöopathie-Experte Sven Sommer und
Schulmediziner Dr. med. Werner Dunau empfehlen bewährte
und effektive Maßnahmen zur Linderung und Heilung.

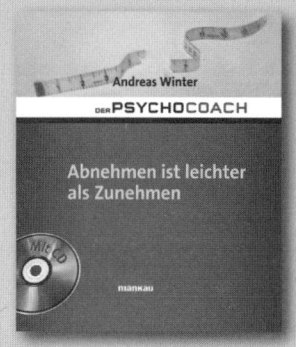
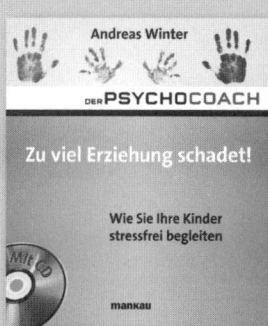
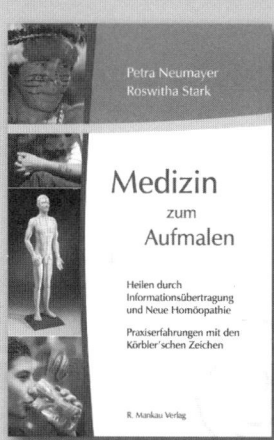